닥터 페미니스트

여자의
몸을
말하다

닥터 페미니스트 여자의 몸을 말하다

ⓒ 문현주, 2016

초판 1쇄 발행일 2016년 11월 14일

지은이 문현주
펴낸이 김혜선 **펴낸곳** 서유재 **등록** 제2015-000217호
주소 (우)04091 서울 마포구 토정로 222(신수동 448-6) 한국출판콘텐츠센터 419호
전화 02-331-1866 **팩스** 0505-116-1866 **대표메일** outdoorlamp@hanmail.net
종이 대현지류 **인쇄** 성광인쇄

ISBN 979-11-957648-3-9 03510

이 도서의 국립중앙도서관 출판예정도서목록(CIP)은 서지정보유통지원시스템 홈페이지(http://seoji.nl.go.kr)와
국가자료공동목록시스템(http://www.nl.go.kr/kolisnet)에서 이용하실 수 있습니다.
(CIP제어번호: CIP2016024776)

닥터 페미니스트

여자의
몸을
말하다

문현주 지음

서유재

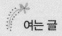

여성 건강의 마땅한 차별과 권리를 위해

'여성전문한의원'을 표방하며 진료를 하다 보니 가끔 "여자만 진료받을 수 있나요?", "남녀차별 아녜요?" 같은 농담 비슷한 항의를 받곤 합니다. 이런저런 자리에서 '여성' 건강을 강조하면 대부분의 사람들은 "건강에 남녀가 있나요. 모두 건강해야지"라고 점잖게 맞받지만 미처 감추지 못한 불편한 심기가 보이기도 하지요. 마치 "나는 페미니스트는 아니고 휴머니스트예요"라는 말과 비슷한 어조로 들립니다. 그럴 때면 여성이기 때문에 제대로 치료받지 못하고 죽어 간 수많은 여성들, 지금도 여성이기에 더 불편하고 아파야 하는 여성들을 떠올리며 열 배쯤 힘주어 '여성'을 강조합니다.

누구에게나 똑같은 것을 주는 기계적 평등(equality)보다 더 중요한 것이 상황을 고려한 공정함(equity)이라면, 오랫동안 의학의 발달과 혜택에서 소외되어 온 여성 건강은 아무리 강조해도 여전히 부족합니다.

동유럽의 작은 마을에서 태어난 옌틀(Yentl)은 배움에 대한 욕구가 왕성한 여성이었습니다. 하지만 당시에는 여성이 제도권 교육을 받을 수 없었기 때문에 옌틀은 랍비인 아버지에게 탈무드를 배우며 지적 욕구를 조금이나마 채워 갔지요. 하지만 아버지가 돌아가신 뒤에는 공부를 계속할 방법이 없었습니다. 옌틀이 어쩔 수 없이 선택한 방법은 안셀(Anshel)이라는 이름으로 남장을 하고 학교에 입학하는 것이었습니다. 바브라 스트라이샌드(Barbra Streisand)가 열연한 영화 〈옌틀〉 이야기입니다.

미국국립보건원(National Institutes of Health, NIH)의 첫 여성 원장을 지낸 버나딘 힐리(Bernadine Healy)는 이 영화의 제목을 따서 『뉴잉글랜드의학저널(The New England Journal of Medicine)』에 「옌틀 증후군(The Yentl Syndrome)」(1991)이라는 글을 발표했는데, 남자인 척 가장해야 교육받을 수 있었던 영화 속 옌틀처럼, 심장병을 앓더라도 남성과 비슷한 증상을 보여야만 적절한 치료를 받고 살아남을 수 있었던 의과학의 오랜 여성 차별에 대해 공식적으로 문제를 제기하는 논문이었습니다.

당시 심장병은 생명을 위협하는 질병이었기에 대대적으로 연구가 진행되었습니다. 그 결과 심장병을 앓는 남성의 사망률은 눈에 띄게 줄었지요. 하지만 이상하게도 여성의 사망률은 변동이 없었습니다. 왜 그랬을까요? 왜 연구의 혜택은 남성들에게만 돌아갔을까요? 심장에 이상이 생겼을 때 남성과 여성이 보이는 증상이 다르기 때문입니다.

우리가 흔히 심장마비의 중요한 징후라고 알고 있는 왼쪽 어깨와 팔로 퍼지는 통증은 주로 남성들에게서 나타나는 증상입니다. 여성들은 복통이나 메스꺼움 등을 자주 호소하지요. 수십 년간 심장병 연구 대상에 남성들만 포함하다 보니 남성들이 보이는 전형적인 증상과 다른 증상이 나타나면 심장마비의 징후라고 미처 생각하지 못하고 놓치게 되었던 것입니다. 그러다 보니 심전도나 효소 측정 검사, 관상동맥 조영술 등 심장병에 대처할 수 있는 적절한 검사와 진단, 치료를 제때 받지 못한 수많은 여성이 소중한 생명을 잃었습니다. 뒤늦은 조치이기는 하지만 논문이 발표된 이후 미국국립보건원에서는 국가가 지원하는 모든 연구에 여성을 의무적으로 포함하도록 규정했습니다.

심장병만이 아닙니다. 흔히 여성과 남성은 자궁과 난소, 고환 등의 생식기관이나 에스트로겐(estrogen, 대표적인 여성호르몬)과 테스토스테론(testosterone, 대표적인 남성호르몬)으로 대표되는 성호르몬만 다르다고 생각하기 쉽습니다. 크나큰 착각입니다. '우리 몸의 세포에도 성별이 있다'고 말할 수 있을 만큼 여성과 남성은 세포 단위에서부터 차이가 많습니다. 암도 마찬가지죠. 대장암이라고 해도 여성은 남성에 비해 늦은 나이에 발병하고 발견되었을 때는 이미 병세가 진행된 경우가 많습니다. 화학요법의 반응도 성별에 따라 차이가 있어서 대장암을 치료하는 대표적인 항암제 플루오로피리미딘(fluoropyrimidine)은 남성에게는 효과가 좋지만 여성에게는 반응이 약한 편이지요. 같은 정도의 흡연을 하더라도 여성의 폐암 위험이 더 높고, 간경화나 간암으로 진행되기 쉬운 만성 C형간염도 남성보다 여성이 감염되기 쉽습니다. 보통 여성 질환으로 여겨지지만 남성에게도 많이 나타나는 골다공증은 오히려 남성 역차별의 우려가 있는 질병입니다. 성인의 골절 위험은 여성이 남성에 비해 두세 배 높지만 골반 골절로 인한 사망률은 오히려 남성이 두 배가량 높으니까요.

자궁으로 대표되는 생식기관에 대한 오랜 무시와 차별 또한 여성을 오랫동안 아프게 했습니다. '남성에게 오장육부가 있다면 여성에게는 육장육부가 있다'고 할 만큼 자궁은 여성 건강의 핵심입니다. 하지만 역사적으로 자궁을 바라보는 시선은 그리 곱지 않았지요. 정신질환인 히스테리(hysterie)가 자궁을 뜻하는 그리스어 '히스테라(hystera)'에서 시작된 것만 봐도 그렇습니다. 의학의 아버지 히포크라테스(Hippocrates)는 히스테리를 '자궁에 의해 생겨난 질식'이라면서 자궁이 온몸을 떠돌면서 일으키는 정신질환이라고 설명했습니다. 상황이 이렇다 보니 자궁 건강에 대한 의학적 담론과 연구도 다른 질병에 비해 훨씬 미미할 수밖에 없었습니다. 런던대학에서 생식건강을 연구하는 존 길버드(John Guillebaud) 교수는 월경통이 공식적으로 심장마비에 버금가는 심한 통증이라는 사실이 확인되었는데도 그동안 월경통에 대한 연구가 제대로 이루어지지 않은 이유에 대해 "남성이 월경통을 겪어 본 적이 없어서"라고 잘라 말합니다. 페미니스트 글로리아 스타이넘(Gloria Steinem)이 『남자가 월경을 한다면(Outrageous Acts and Everyday Rebellions)』이라는 책에서 "남자가 월경을 한다면? 월경은 틀림없이 부럽고도 자랑할 만한, 남성적인 일이 될 것이다. (…) 의회는 국립월경불순연구기금을 조성하고 의사들은 심장마비보다 생리통을 더 많이 연구할 것이며 생리대는 연방정부가 무료로 나눠줄 것이다"라고 도발적으로 던졌던 발언이 사실임을 인정하고 있는 것이지요. 복통으로 치료를 받는 데 남성은 평균 49분을 대기하지만 여성은 같은 통증으로 치료받기까지 65분이 걸린다는 사실만 보더라도 여성들이 호소하는 통증이 얼마나 자주 엄살 또는 신경성으로 무시되는지 알 수 있습니다. 해결책이라고는 겨우 진통제뿐이지요.

한의학에서는 자궁을 궁전(宮殿)이라고 부릅니다. 서양의학에서 홀대받아 왔던 자궁의 역사와 비교한다면 자궁의 소중함을 강조한 긍정적이고 진일보한 표현이지요. 또한 한의서는 "여성 한 명을 치료하는 것이 열 명의 남성을 치료하는 것보다 어렵다"고 강조하고 있는데, 이는 진료와 치료에서 여성 고유의 특징, 즉 신체적 차이뿐 아니라 여성 특유의 섬세한 감정까지 고려해야 한다는 혜안이 담긴 고대의 진료 지침으로, 21세기 의학이 지향하는 '성 차이를 고려한 의학(gender-specific medicine)'과 맥을 같이합니다.

남성이 양(陽)이라면 여성은 음(陰), 남성의 생리가 기(氣)를 중심으로 운용된다면 여성에게는 혈(血)이 중요하지요. 남성은 과도한 열(熱)에 상하기 쉽고 여성은 한(寒), 그러니까 차가운 기운을 조심해야 합니다. 꽉 막힌 에너지를 소통시키는 한의학적 치료가 월경통, 월경불순, 갱년기 등 여성 치료에서 빠지지 않는 것도 여성 특유의 감정적 특징을 고려한 것입니다.

'성 차이를 고려한 의학'에서 '생물학적 성(sex)'이 아니라 '사회적 성(gender)'을 이야기하는 것은 여성을 둘러싼 사회문화적 환경 또한 건강에 중요한 영향을 미치기 때문입니다. 이슬람 여성에게 비타민D 결핍증이 자주 나타나는 이유는 히잡이나 차도르 등 이슬람 전통 의복으로 몸을 가리면서 햇볕을 쬐지 못하는 특유의 환경 때문이며, 아프리카 여성들의 질염을 치료할 때는 병원체인 질편모충이 서식하는 강가에서 빨래하는 그들의 노동 환경을 염두에 두어야 합니다. 한국 여성에게 특이적으로 나타나는 '화병(hwa byung)'을 치료할 때도 여성을 억압하는 가부장제를 빼놓고는 근원적 치료에 도달할 수 없지요.

생명이 시작되면서부터 여성과 남성은 줄곧 지구상에서 함께 살아
왔습니다. 하지만 오랫동안 인류의 반인 여성은 '보이지 않는 존재'로
여겨지며 남성들을 중심으로 한 의학 발전의 변두리에 머물러 있었습
니다. 자궁을 중심으로 한 여성 질환은 여전히 사적으로 해결해야 하는
개인의 문제로 홀대받고 있지요.

여성의 건강을 살피는 일은 단지 여성들만을 위해서가 아니라 예외
적인 증상을 나타내는 남성들과도 혜택을 나누는 일입니다. 한 발로 아
무리 뛰어 봐야 여성과 남성 모두의 건강을 살피며 두 발로 성큼성큼
걷는 의학의 진보를 따를 수는 없습니다.

귀가 따갑도록 더 많이 '여성' 건강을 이야기해야 합니다. 기울어진
건강의 추를 바로잡고 여성과 남성 모두가 함께 건강해질 때까지.

Part 2

기적 마중
엄마가 된다는 것

Part 3

마음을 열고 귀 기울이면
우리가 하고 싶은 말

Part
1

몸이 보내는 신호

세상의 모든 딸들에게

통하면 사라지는 통증

순백의 웨딩드레스를 차려입은 인생 최고의 순간에, 10년 만에 계를 타서 놀러 온 쪽빛 휴양지에서, 단 하루를 위해 황금빛 청춘을 바친 중요한 시험 날에. 월경은 왜 꼭 그럴 때만 골라 터질까요? 야속하고 얄밉기만 한 월경! 아무리 생리대 광고 속에서 예쁜 여배우가 하늘거리는 원피스를 입고 '편안하고 자유로운 그 날'이라고 외쳐 대도 그건 그저 간절한 소망일 뿐이라는 걸 여성들은 압니다. 짜증과 우울이 파도처럼 밀려오고 움직일 때마다 왈칵 쏟아지는 출혈의 불쾌감, 중요한 자리에서는 혹시 새기라도 할까 봐 전전긍긍해야 하고 불안함은 기본이지요. 배가 뒤틀리고 허리가 끊어질 듯한 통증, 소화도 안 되고 식은땀에 구토와 두통까지 따라오는 끔찍한 월경통을 매달 겪고 있다면 아마도 한 번쯤은 월경 없는 세상을 꿈꿔 봤을 겁니다.

코니 윌리스(Connie Willis)의 공상과학소설 『여왕마저도(The Best of Connie Willis)』에는 월경이 사라진 미래 세계가 등장합니다. "어이쿠, 맙소사! 예전에는 모든 여성이 매달 이 불편한 월경을 했단 말이야? 여왕마저도?"라며 개탄의 목소리를 높입니다.

그렇습니다. 지위 고하를 막론하고, 심지어는 '여왕마저도', 여성은 모두 초경부터 완경까지 임신과 수유 기간을 제외하고 평생 약 450번의 월경을 합니다. 약간의 불편함 정도야 월경주기에 따라 변하는 호르몬과 내 몸의 생리를 이해하면서 너그럽게 넘어갈 수 있지만, 일상생활을 지속할 수 없을 정도로 극심한 월경통은 '월경을 긍정하라'는 고매한 충고와 모든 것을 잊으라는 '레드선'의 마음만으로는 극복하기 어렵습니다.

의학적으로 '월경곤란증(dysmenorrhea)'이라고 부르는 월경통은 통계에 따라 다르기는 하지만 월경을 하는 여성의 약 90퍼센트가 느끼고, 이 중 20퍼센트는 중등도의 통증을, 2퍼센트는 극심한 통증을 호소합니다. 심한 월경통으로 중요한 약속을 취소하거나 결석이나 결근을 한 경험이 누구나 한 번쯤은 있을 거예요. 배가 뒤틀리고 허리가 끊어질 듯한 통증이 월경통의 대표적인 증상이지만, 월경 중에 나타나는 불편한 증상은 모두 월경통이라 말할 수 있습니다. 월경 기간만 되면 소화가 안 돼서 음식을 입에 댈 수 없거나 먹은 음식을 다 토하는 것도 월경통이고, 머리를 들 수 없을 정도로 심한 두통을 앓는 것도 월경통입니다. 식은땀이 나며 기운이 없어 월경 기간 내내 아무것도 못하고 누워만 있어야 하는 것도 월경통이고, 마치 얻어맞은 것처럼 온몸이 쑤시고 저리고 아픈 것도 월경통입니다.

보통은 초경을 시작하고 1~2년쯤 지나 규칙적인 배란성 주기가 확립되면서 월경통이 나타나는데, 선뜻 산부인과에 가기도 꺼려지고 '결혼하고 아이 낳으면 괜찮아진다'고 하니 대부분은 진통제로 버티는 방법을 택합니다. 하지만 그렇게 방치할 일만은 아닙니다. 월경통 중에는 자궁과 난소, 골반 안에 생긴 기질적 질환 때문에 통증이 나타나는 경우도 있거든요.

자궁근종은 자궁에 생기는 살 혹으로 월경통을 유발하는 대표 질환입니다. 자궁에 혹이 있으면 월경 중에 자궁이 잘 수축되지 않고 주변 조직을 압박하면서 복통, 요통, 골반통 등 심한 통증을 동반합니다. 커진 자궁이 방광을 압박하면서 소변이 불편해지기도 하고요. 또 근종 주변에 혈관이 발달하니 월경할 때 덩어리 피가 뭉텅뭉텅 쏟아지고 월경량이 많아 빈혈이 생기기 쉽습니다. 예전 어머니 세대만 해도 자궁이 없는 소위 '빈궁마마'가 흔했는데, 대부분 근종을 발견하고 나서 자궁을 적출한 경우이지요. 그때는 자궁을 그저 아기 낳는 도구로만 생각했거든요. 출산을 다 마쳤는데 문제가 생길지도 모르는 자궁을 굳이 갖고 있을 필요가 뭐 있냐며 제거한 것입니다. 하지만 요즘은 자궁근종이 있더라도 크기가 5센티미터 이상으로 커서 주변 조직을 압박하거나 극심한 통증이나 과다 출혈로 건강을 심각하게 위협하거나 임신에 방해가 되는 경우가 아니라면 가급적 수술하지 않고 보존적 치료를 합니다. 수술이 꼭 필요하더라도 자궁을 들어내기보다는 근종만 제거하는 경우가 대부분이지요.

자궁근종보다 더 심한 통증과 과다 출혈을 일으키는 질환이 자궁선근증입니다. 경계가 뚜렷한 혹이 자궁 안이나 밖, 근육 층에 존재하는 자궁근종과 달리 선근증은 자궁내막이 자궁의 근육 사이를 파고들어 자궁 자체가 커지는 질환입니다. 월경주기에 따라 증식, 탈락하는 자궁내막이 자궁 근육층을 빠져나오지 못하여 통증이 극심하고 자궁이 커져 있기 때문에 월경량도 매우 많습니다. 경계가 뚜렷하지 않아 초음파 검사를 통해 확진하기가 애매하고, 진단을 하더라도 자궁 적출 외에는 뚜렷한 치료 방법이 없어 애를 먹곤 하지요.

월경통과 관련된 또 하나의 주요 질환은 자궁내막증입니다. 자궁내막이 자궁 안에 있지 않고 자궁 밖에서 월경주기에 따라 증식, 탈락, 염증 반응을 일으키며 통증을 유발하는, 일명 '자궁내막 가출사건'인데 골반, 복막, 난소, 장, 방광 등 자궁 밖 다양한 장소에 위치하면서 심한 경우 주변 조직과 유착을 일으키기도 합니다. 월경통, 배란통, 성교통, 만성골반통, 배변통, 불규칙한 질 출혈 같은 증상이 있다면 자궁내막증을 의심할 수 있지요. 난임 여성에게서 자궁내막증 비율이 뚜렷하게 높은 것으로 보아 임신을 방해하는 중요한 인자로 여겨지기도 합니다. 하지만 자궁내막증은 초기 진단이 무척 어렵습니다. 난소에 있는 자궁내막증('자궁내막종'이라고 부르지요)은 초음파 검사로 발견할 수 있지만 다른 부위에 위치한 자궁내막증은 배꼽 주위를 뚫고 들어가 복강 내를 살펴보는 복강경 검사를 해야만 진단할 수 있거든요. 월경통을 진단하자고 마취하고 배에 구멍을 뚫는 수술을 하기는 어렵습니다. 혈액 검사로 진단하는 CA125 수치검사가 자궁내막증 진단 검사로 알려져 있기도 하지만, 사실 CA125는 난소암 지표검사로 자궁내막증이 없더라도 월경통이 심한 경우에는 수치가 높아질 수 있어서 자궁내막증 진단 검사로 보기에는 무리가 있습니다.

이처럼 진단이 어렵기 때문에 자궁이나 난소, 골반 안에서 특별한 이상을 찾지 못한 원인불명 월경통 중 많은 경우가 아마도 자궁내막증과 관련 있을 것이라는 물증 없는 심증을 갖고 있기도 합니다. 하지만 자궁내막증에 대한 객관적 정보를 전달하는 국제 플랫폼인 'endometriosis.org'라는 사이트에도 "자궁내막증은 알려진 치료가 없다(There is no known cure for endometriosis)"라고 올려져 있듯, 자궁내막증에는 안타깝게도 뾰족한 치료법이 없습니다. 복강경 수술로 자궁내막증을 제거하는 것이 병소를 없애는 데는 가장 효과적이지만 재발의 위험이 워낙 높고 난소에 있는 자궁내막증을 제거하고 나면 난소 기능이 약해지는 부작용도 있지요. 사실 자궁내막증의 가장 좋은 치료는 임신입니다. 임신을 해서 오랫동안 월경을 하지 않으면 자궁내막증이 위축되거든요. 하지만 자궁내막증을 치료한다고 계획에 없는 임신을 할 수는 없는 일입니다. 심한 자궁내막증이 있을 경우엔 임신 자체가 잘 안 되기도 하고요.

"저는 아픈 건가요, 안 아픈 건가요?"

진료실에서 받는 가장 철학적 질문입니다. 심한 월경통으로 참다못해 큰맘 먹고 산부인과를 찾아 각종 검사를 받았는데 "아무 이상이 없습니다"라는 진단을 받으면 환자는 난감합니다. 분명 꾀병은 아닌데 아픔의 실체를 찾지 못했으니까요. 아무 이상이 없다는데 몸은 여전히 아프니 앞으로 어찌해야 하는지 혼란스러워집니다.

'질병 없는 아픔(illness without disease)'의 대표적인 사례가 바로 원인 불명 월경통입니다. 의사이자 공중보건학자인 에릭 카셀(Eric J. Cassell)은 "아픔(illness)은 환자가 병원에 갈 때 느끼는 것이고 질병(disease)은 진료실에서 받아 나오는 것"으로 "질병은 장기가 갖는 것이며, 아픔은 사람이 갖는 것"이라고 말했습니다. 자궁, 난소 등 장기에는 이상이 없지만 사람이 아프다고 느낀다면, 그것도 일상생활을 방해할 만큼의 심한 월경통이라면 설사 '기질적 질환'이 없더라도 이미 '기능적 이상'이라고 볼 수 있습니다.

한의학에서는 통증의 기전을 크게 두 가지로 구분합니다. '통(通)하지 못해서 오는 통증(不通則痛)'과 '영양이 부족해서 오는 통증(不營則痛)'

입니다. 월경통의 원인도 이 범주 안에서 찾을 수 있지요. 월경 시작 전에 통증이 심하다가 충분히 월경혈이 나오고 나면 통증이 줄어드는 월경통은 주로 전자에 속하는 어혈(瘀血)성 월경통입니다. 하복부가 차갑고 월경혈에 덩어리 피가 섞여 있는 경우가 많지요.

반면 월경혈이 어느 정도 나오고 나서 은은한 통증이 지속된다면 후자에 속하는 허증(虛證)의 월경통일 가능성이 높습니다. 피가 부족해 자궁 근육에 충분한 영양을 공급하지 못하기 때문에 나타나는 통증으로 월경혈이 묽고 피로감이 심한 편이지요.

한방 치료는 일시적 진통이 아니라 통증을 유발하는 몸의 불균형과 자궁 환경을 개선하는 데 중점을 두고 있습니다. 자궁근종이나 선근증, 자궁내막증 같은 기질적 질환도 어느 날 하루아침에 생긴 것이 아니라 자궁으로 가는 혈류 순환이 잘 안 되면서 어혈 같은 노폐물이 쌓이고 쌓여 혹을 이룬 것입니다. 그래서 눈에 보이는 혹을 수술로 제거하더라도 환경이 바뀌지 않으면 쉽게 재발하는 겁니다. 어혈이 사라지고 자궁 순환이 좋아지면 이미 생긴 혹은 최대한 억제되고 통증은 개선될 수 있습니다.

월경통이 심할 때 배에 따뜻한 찜질을 해 주면 통증이 줄어드는 경험이 많았죠? 자궁을 잘 통하게 해 주었기 때문입니다. 월경 기간뿐 아니라 평소에도 배를 따뜻하게 해 주는 것이 월경통을 예방하거나 완화하는 데 좋습니다. 팥주머니를 따뜻하게 데워 아랫배에 올려놓거나 쑥 뜸을 뜨면 월경통 예방에 효과적입니다. 찬물이나 아이스커피처럼 온도가 너무 찬 음료나 수박, 참외, 맥주, 돼지고기 등 성질이 찬 음식은 피하는 것이 좋아요. 걷기, 자전거 타기 등 하체를 많이 움직이는 운동을 꾸준히 하면 골반강 내 혈액순환이 좋아지면서 깨끗하고 건강한 자궁을 만드는 데 도움이 되지요.

여성의 생식건강을 이야기할 때마다 '약방의 감초'처럼 빠지지 않는 게 환경호르몬입니다. 월경통을 예방하기 위해서는 환경호르몬에 노출되지 않게 주의하는 것이 특히 중요합니다. 자궁근종, 선근증, 자궁내막증은 모두 에스트로겐 의존성 종양으로 여성호르몬인 에스트로겐 수치가 높을수록 점점 커지거든요. 완경 뒤에는 여성호르몬 수치가 낮아지기 때문에 굳이 수술을 하지 않아도 종양이 서서히 위축됩니다. 플라스틱 제품이나 일회용품, 합성세제, 화장품 등에 포함된 환경호르몬은 에스트로겐처럼 작용하는 유사 내분비교란물질(endocrine disruptor)을 포함하고 있어서 종양을 자라게 하고 월경통을 악화시킵니다. 육류 섭취를 가급적 줄이는 것도 월경통 예방에 좋습니다. 고기 자체가 문제라기보다 건강하지 않은 환경에서 사육된 가축의 고기가 문제거든요. 빨리빨리 자라라고 성장호르몬제가 포함된 사료를 공급받은 가축이 음식이 되어 인간의 몸에 들어오면 내분비 교란을 일으킵니다. 다큐멘터리 〈환경호르몬의 습격〉(SBS스페셜)에서는 월경통이 심한 여성들에게 한 달 동안 육식을 끊고 환경호르몬 노출을 최대한 줄이도록 했는데,

월경통이 확연히 줄어든 것을 확인할 수 있었습니다.

한편 『여성의 몸, 여성의 지혜(Women's Bodies, Women's Wisdom)』를 쓴 크리스티안 노스럽(Christiane Northrup)은 해결되지 못한 여성의 우울, 분노, 부정의 에너지가 응축되어 자궁근종, 자궁내막증 같은 혹을 만든다고 주장합니다. 한의학적으로도 자궁근종이나 내막증은 '기체혈어(氣滯血瘀)', 즉 기운이 막히고 피가 뭉쳐 발생하는 병리로 봅니다. 따라서 꽉 막혀 있는 내 몸과 마음의 에너지를 소통시켜야 합니다. 지금껏 가족을 위해 늘 참고 희생만 해 왔다면 억압되었던 기운을 훌훌 털어 내고 내 마음과 욕구를 돌보세요. 통하면 통증도 사라집니다.

『여왕마저도』에 등장하는 미래에서처럼 부작용에 대한 우려 없이 임신을 원할 때만 회피 장치를 제거하고 월경을 한다면 얼마나 좋겠어요. 하지만 아직은 공상과학소설 속에나 나올 만한 일이지요. 호르몬제를 이용해서 인위적으로 월경을 중단하면 자연스러운 몸의 대사를 방해하여 여성 건강에 나쁜 영향을 미칠 수 있습니다. 이왕 하는 월경이라면 무턱대고 진통제로 버티지 말고 내 몸의 아우성에 귀를 기울이며 근본을 살피세요. 깨끗하고 따뜻한 자궁, 건강한 몸을 만들어 간다면 무거운 월중 행사도 가볍게 맞이할 수 있을 거예요.

"엄마, 나 생리……."

조금은 계면쩍은 듯, 그렇지만 담담한 목소리로 초경 소식을 전하는 우리 딸. 네 언니도 지리산 여름캠프에서 첫 월경을 했는데 너도 친구 집에서 하룻밤 자는 마실 날 월경을 시작했구나. 그레, 원래 월경은 그렇게 뜬금없이 시작하는 법이야. 대비할 틈도 없이 말이지. 엄마도 그랬어. 중학교 2학년 때 86서울아시안게임을 축하하는 매스게임을 준비하던 효창운동장에서였을 거야. 하늘하늘한 무용복을 입고 약속된 글자를 만들기 위해 뛰어가던 순간, 생애 첫 월경의 낯선 느낌을 지금도 기억한단다. 그로부터 30년 뒤 딸의 초경 소식을 들었는데 그때보다 더 떨리고 긴장되는 건 왜일까? 그 짧은 순간에 너와 함께했던 여러 순간들이 슬라이드 화면처럼 지나가더라. 엄마 배 속에서 처음 발차기를 하던 태동의 순간, 세상에 나와 처음 눈 맞추며 웃던 날, 한참을 망설이다 혼자서 첫 발자국을 떼며 으쓱하던 표정, 책가방 메고 학교 가던 등교 첫날의 아련한 뒷모습까지. 그리고 이제 열세 살, 우리 딸이 첫 월경을 시작했다니 감개무량하구나.

자, 이제 흥분은 조금 가라앉히고, 이제 아이에서 소녀가 된 우리 딸에게 소중한 월경 이야기를 들려줄게.

월경(月經). 음(陰)의 기운을 가득 품은 달이 초승달에서 둥근 보름달, 다시 그믐달로 변하는 규칙적인 리듬과 닮았다고 해서 순수 우리말로는 '달거리'라고도 부르는 여자들만의 생리활동이 월경이란다. 여성호르몬의 영향을 받아 매달 두꺼워졌던 자궁내막이 탈락하며 일어나는 출혈이지. 여자아이들은 태어날 때부터 약 200만 개의 원시 난포를 몸에 지니고 있거든. 나중에 키워서 배란도 하고 임신도 할 수 있는 씨앗 말이야. 씨앗이 태양과 바람, 흙의 영양을 받아 자란다면, 난포는 호르몬의 영향을 받아 성숙하는데 여성호르몬이 충만해지면서 자궁과 난소가 주기적인 활동을 개시한단다. 세상에 태어나 지금까지는 에너지가 몸을 자라게 하는 데 집중적으로 쓰였다면 이제 배란과 월경, 임신 같은 생식활동에 그 에너지를 나눌 수 있을 만큼 신체가 성숙했다는 징표이기도 하지.

친구들도 거의 월경을 시작했니? 혹시 '나만 너무 늦는 게 아닐까' 걱정하진 않았니? 초경을 시작하는 나이는 시대에 따라, 그리고 민족에 따라 조금씩 차이가 있어. 서구의 소녀들은 아시아나 아프리카 친구들보다 비교적 이른 나이에 월경을 시작해. 같은 민족이라고 해도 엄마 때는 거의 중학생이 돼서야 초경을 시작했지만 요즘은 대개 초등학교 5~6학년 정도면 시작하지. 잘 먹고 영양이 좋아지니 빨리 성장하고 그만큼 초경 연령도 빨라진 거야. 요새는 너무 일찍 이차성징이 나타나고 월경을 시작하는 성조숙증이 더 문제이긴 하지만, 만약 이차성징이 만 13세까지 나타나지 않거나 이차성징이 있는데도 만 15세까지 초경을 하지 않으면 마냥 기다리지 말고 몸에 이상이 있는 건 아닌지 병원 진료를 받아 보는 게 좋아.

한의학의 고전 『황제내경(黃帝內經)』에서는 "여성이 14세가 되면 천계(天癸)가 이르고 임맥(任脈)이 통하고 태충맥(太衝脈)이 왕성하여 월경이 시작되므로 아이를 가질 수 있다"고 여성의 초경을 설명하고 있어. "아이라고? 임신?" 부끄러워하며 펄쩍 뛸 네 모습이 떠오르는구나. 그래, 월경은 이제 임신을 하고 아이를 낳아 기를 수 있을 만큼 난소와 자궁 등 생식기관이 성숙하고 여성호르몬이 충만해졌다는 뜻이야. 하지만 임신과 출산이 월경의 최종 목표는 아니야. 그보다 훨씬 중요하고 꼭 기억해야 하는 건 월경이 여성의 건강 상태를 나타내는 건강의 지표이자 이를 알려 주는 내 몸의 '건강 메시지'라는 사실이란다. 여성은 건강하지 않으면 월경에 가장 먼저 이상 신호가 나타나거든. 월경주기가 불규칙해지거나 월경량이 많거나 적어지고, 월경색이나 농도에 변화가 생기면서 월경통이 심해지기도 하는 등 이상 증세가 나타나는 거야. 그럴 때는 잠시 멈춰 서서 내가 너무 과로하고 있는 건 아닌지, 스트레스가 너무 심하진 않은지 내 몸의 건강 상태 또는 나의 일상을 주의 깊게 살펴야 해. 월경을 통해 전하는 내 몸의 목소리에 귀 기울이고 스스로를 잘 돌볼 때 몸의 반란이 멈추고 다시 건강한 월경으로 회복되니까.

그렇다면 건강한 월경은 어떤 것일까? 무엇이 정상적인 월경인지 아는 것은 아주 중요해. 정상 월경을 알아야 이상 월경에 대처할 수 있을 테니까. 먼저 월경주기부터 알아볼까? 월경을 시작한 첫날부터 다음 월경 시작 전날까지의 기간을 월경주기라고 부르는데, 28일에서 30일 간격으로 월경을 하는 게 일반적이야. 하지만 모든 사람의 월경주기가 다 28~30일인 건 아니고, 꼭 그래야 하는 것도 아니야. 조금 빠르거나 늦더라도 나름의 주기를 가지고 배란이 되는 규칙적인 월경을 한다면 그건 '정상 월경'이야. 참, 초경을 시작했다고 정확하게 한 달 뒤에 두 번째 월경을 할 거라고 생각하면 착각이야. 초경을 시작했더라도 호르몬 체계가 완전히 자리 잡을 때까지는 시간이 필요하거든. 열심히 생리대를 가지고 다니는데 몇 달이 지나서야 두 번째 월경을 하기도 하고 월경 같지도 않은 소량 출혈이 반복되기도 하지. 이렇게 처음 1~2년은 배란도 잘 안 되고 불규칙하게 출혈이 있는데 일종의 월경 조율 기간이라고 보면 돼.

그러다 시상하부-뇌하수체-난소로 이어지는 내분비계가 성숙하면 배란성 주기가 확립되고 비로소 규칙적인 '주기'를 가진 월경을 하게 된단다.

정상적인 월경량은 약 80밀리리터 정도인데 감이 잘 안 오지? 보통 생리대를 교환하지 않는다고 가정했을 때 생리대 하나가 충분히 젖을 정도의 출혈이 하루이틀 동안 있고, 그 뒤에 양이 줄면서 일주일 안에 월경이 끝난다면 정상적인 월경량이라고 할 수 있어. 다른 사람과 비교할 게 아니라 이전 주기보다 급격하게 많아졌거나 적어졌을 때 주의를 기울여야 하는 거지. 자궁에 혹이 생기면 월경량이 갑자기 늘 수 있고 몸이 허약해지면 줄기도 하거든. 월경색은 양이 많을 때는 붉은색을 띠지만 월경이 끝날 무렵 양이 적어지면 월경혈이 외부로 나오면서 산화되어 갈색으로 변해. 월경을 하는 동안 약간의 통증을 느끼거나 몸이 불편할 수는 있지만 일상생활을 방해하는 정도의 심한 통증이 있다면 방치하지 말고 잘 살펴야 한단다. 자궁이나 난소에 기질적인 이상이 있을 수도 있고, 그렇지 않더라도 자궁 순환이 잘 안 되고 있다는 기능적 이상을 의미하니까.

매달 월경이 시작될 무렵에는 몸과 마음에 여러 가지 변화가 찾아올 수 있어. 기분이 우울해지기도 하고 짜증이 늘거나 몸이 무겁고 피곤하기도 해. '월경전증후군(premenstrual syndrome)'이라고 부르는데, 호르몬이 변하면서 나타나는 자연스러운 증상이야. 월경 직후에는 에스트로겐이라는 호르몬이 증가하면서 신체 에너지가 상승하고 생동감이 넘치지만, 배란이 되고 나서 월경 전까지는 프로게스테론(progesterone)이라는 호르몬이 증가하면서 에너지가 감소하고 기분이 가라앉거든. 혼자 있고 싶은 마음이 커지기도 하고 말이야. 그런데 꼭 밝고 즐거워야만 좋은 건 아니잖아. 오히려 이 시기를 차분히 내면을 들여다보며 내 안에 숨어 있는 지혜와 창조적 에너지를 끌어내는 기회로 삼는다면 좀 더 가벼운 마음으로 월경을 맞이할 수 있을 거야. 기분이 너무 꿀꿀하다면 라벤더나 카모마일 같은 아로마 오일 한 방울 떨어뜨린 따뜻한 물에 반신욕을 해봐. 몸과 마음이 훨씬 편안해질 테니까.

월경이 시작되기 전부터, 또한 월경 기간 중에는 특히 배를 따뜻하게 해 주는 게 좋단다. 엄마가 준 팥 찜질팩을 따뜻하게 덥혀서 배에 올려놓으면 자궁의 혈류순환이 활발해지면서 월경통 없이 훨씬 편안한 월경 기간을 보낼 수 있어. 시원한 음료수보다는 따뜻한 차를 자주 마시는 게 좋고.

무엇보다 월경을 미워하지 않았으면 해. 옛날 얘기를 좀 해 볼까? 엄마가 어렸을 때만 해도 월경을 부끄러운 것, 감춰야 하는 것이라고 생각해서 남들 앞에서 소리 내어 말하기 어려워했지. '공산당이 쳐들어왔다', '장미꽃이 피었다' 같은 지금 생각하면 유치하기만 한 은어로 부르거나 기어들어 가는 목소리로 '그날'이라고 애매하게 얼버무리기도 했단다. 지금처럼 편의점에서 생리대를 팔지 않고 약국에 가야만 살 수 있어서 남자 약사가 없는 약국을 찾아 동네를 몇 바퀴씩 돌기도 하고, 누가 볼세라 검정 비닐봉지에 꼭꼭 숨겨 오기도 했단다. 그런데 약 17년 전, 씩씩한 언니들이 '월경 페스티벌'이라는 축제를 열면서 월경을 긍정하고 월경이 여성의 건강한 생명 활동임을 드러내는 사회적 운동을 시작하면서 분위기가 많이 바뀌었지.

지금은 어떠니? 스마트폰에 월경 앱을 깔고 친구들과 월경 이야기를 편하게 나누며 생리대 사는 일이 장바구니에 휴지 넣듯이 편해지지 않았니?

월경은 부끄러운 일이 아니야. 성숙한 여성이라면 누구나 매달 하는 지극히 자연스럽고 건강하고 생명력 넘치는 생리활동이니까. 세계 각지에서 전통 부족을 연구한 인류학자들은 각 민족마다 초경을 축하하는 다양한 의식들이 있다는 것을 발견했대. 부족 전체가 초경을 한 소녀를 축복하며 축제 같은 의식을 베풀기도 하고, 어떤 부족에는 초경을 한 소녀가 고요한 곳에 머물면서 내면을 살피고 에너지를 모을 수 있게 돕는 문화도 있다고 해. 우리도 요즘엔 가족들이, 특히 아빠가 딸의 초경을 축하하는 행사를 많이 하던데 참 바람직한 변화라고 생각해.

어느새 무럭무럭 자라 어린이에서 소녀가 된 내 딸! 초경을 시작하며 몸에 대해, 건강에 대해 관심도 늘고 궁금한 점도 많아졌을 거야. 살짝 귀찮지만 안 오면 기다려지는 월경을 친구 삼아 앞으로 수십 년 동안 사이좋게 지내렴. 월경이 보내는 메시지에 귀 기울이면서 스스로를 잘 돌본다면 어느새 지혜롭고 건강한 여성으로 성장해 있을 거야.

몸이 보내는 고마운 신호

"선생님 저 드디어 생리했어요!"

노심초사 기다리던 합격통지서라도 받은 듯, 들뜬 목소리로 진료실에 들어오자마자 월경 소식을 전하는 진경 씨. 얼굴에는 함박웃음이 가득합니다.

"축하해요!"

덩달아 기뻐하며 축하 인사를 건넸는데 생각해 보니 월경을 축하하는 일도 참 오랜만이네요. 매달 초조하게 임신을 기다리는 난임 여성들을 주로 만나다 보니 "휴, 또 월경을 시작했어요. 한 번쯤 거를 수도 있을 텐데 어쩜 이리도 정확한지⋯⋯. 야속해요" 하는 원망의 목소리를 많이 듣거든요.

할 때는 귀찮아도 안 하면 걱정되는 월경. 진경 씨도 그랬습니다. 규칙적이던 월경주기가 갑자기 틀어지기 시작한 건 대학교 4학년이 되면서부터였지요. 졸업을 앞두고 마지막 학점 관리를 한다고 고3 때도 안 하던 날밤 새우기를 몇 번 했더니 몸이 힘들었는지 칼같이 시작하던 월경이 며칠씩 늦어지기 시작했다고 합니다. 처음에는 월경을 자주 안 하니 그저 편하게만 생각했다고 하네요. 그런데 본격적인 취업 준비를 시작하면서 점점 더 뜸해지더니, 한의원을 찾았을 때는 월경을 안 한 지 5개월째. 자세히 진료해 보니 전형적인 '간기울결(肝氣鬱結)*', 즉 스트레스성 월경불순이었습니다. 예전에는 주로 고3 여학생들에게 많이 나타나던 증상인데 이제는 취업준비생에게도 흔해진 질병이 되었지요. 꽉 막혀 있는 기운을 소통시켜 주는 한방 치료가 필요했지만 우선 바쁜 일부터 끝내고 치료를 시작하겠다고 해서 그동안 힘들었던 이야기만 들어주었습니다. 대학만 들어오면 모든 게 좋아질 줄 알았는데 끝없는 경쟁과 스펙 쌓기, 수십 장의 이력서와 자기소개서를 들고 취업시장에 나를 팔아야 하는 자괴감. 실패를 반복하면서 자신감은 한없이 떨어지고 가족들 볼 면목도 없다며 눈물을 뚝뚝 흘리는 진경 씨에게 제가 해 줄 수 있는 위로가 별로 없더라고요. 그저 가만히 귀 기울여 들어주다가 간간이 휴지나 건넬 밖에요. 그래도 마음에 쌓아 두었

* '간의 기운이 막혔다'는 뜻의 한의학적 용어로 스트레스성 질환의 주 진단명입니다. 스트레스로 인해 간경락의 기운이 막히면 옆구리가 쑤시고 입이 쓰고 쉽게 화가 나며 한숨이 자주 나옵니다.

던 말들을 꺼내 놓고 나니 후련해졌다며 웃는 모습으로 돌아갔는데 얼마 지나지 않아 월경 소식을 전하니 기쁠 수밖에 없었습니다. 조금은 편해진 마음 덕분에 호르몬이 스스로 제자리를 잡았고 월경도 다시 시작한 겁니다. 수많은 이 시대의 진경 씨들처럼 마음이 힘들어졌을 때 몸은 월경을 통해 이야기합니다. 나 지금 너무 힘들다고, 잠시 멈춰 서서 날 좀 돌봐달라고.

월경은 단지 자궁과 난소만의 일이 아니라 우리 몸에 있는 다양한 기관들이 서로 밀고 끌고 협력하고 간섭하면서 발생하는 생리현상입니다. 특히 시상하부-뇌하수체-난소로 이어지는 내분비계는 월경의 핵심 축이지요. 여기서 분비하는 호르몬의 영향으로 난소에서 난포가 자라 배란을 하고, 혹시 있을지도 모르는 임신을 대비하여 자궁내막이 푹신푹신 두꺼워졌다가 탈락하니 그것이 월경입니다. 그런데 심한 스트레스를 주는 환경에 놓이면 코르티솔(cortisol)과 같은 스트레스호르몬 분비가 증가하고 평형 상태를 유지하던 시상하부-뇌하수체-난소 축의 균형이 연쇄적으로 깨지면서 월경이 불규칙해집니다. 마음의 스트레스뿐 아니라 몸이 힘들어도 월경은 민감하게 반응합니다. 지금 내 몸이 응급상황이라고 판단되면 월경으로 대표되는 생식활동에 에너지를 보내는 대신 생명 유지에 필요한 다른 기관에 우선적으로 한정된 에너지를 써야 하니까요. 영양 부족이나 소모성 질환으로 몸이 너무 힘들어지면 바로 이런 증상이 나타납니다. 특히 요즘은 무리한 다이어트 뒤에 갑자기 월경이 끊겼다는 젊은 여성들을 종종 만납니다. 한의학적으로 보면 월경의 물질적 기초가 되는 피가 허약해 발생하는 혈허(血虛)의 월경불순이지요.

규칙적이던 월경이 갑자기 불규칙해졌을 때는 심각한 병에 걸려서라기보다 대부분 일시적으로 몸이 조화와 균형을 잃었기 때문입니다. 호르몬 검사를 해 봐도 별 이상이 없다는 진단을 받는 경우가 많습니다. 호르몬에 아무 이상이 없는데 월경이 불규칙해지다니 정말 이상하죠? 그건 각각의 호르몬 수치에는 이상이 없지만 호르몬의 '조율'이 깨졌다는 뜻입니다. 예를 들면 에스트로겐의 분비가 많을 때에는 난포자극호르몬이 살짝 줄어야 하고, 적절한 시기에 황체형성호르몬이 폭발적으로 분비되어야 성숙난포가 터져 배란이 되는데 이러한 세밀한 조절이 잘 안 되는 거죠. 마치 개별 연주자의 실력은 뛰어나지만 합주를 하면 남의 소리를 듣지 못하고 각자 자기 연주만 해 대는 엉망진창 오케스트라처럼요.

몸과 마음에 피로가 누적되고 과부하가 걸렸을 때는 경고 신호가 필요합니다. 그대로 방치했다가는 심각한 질병으로 진행될 수 있으니까요. 다행히도 우리에게는 친절한 메신저, 즉 월경이 있습니다. 월경주기, 월경색, 월경량, 통증 등이 매 주기 다양하게 변하며 리트머스처럼 내 몸의 건강 상태를 알려 줍니다. 갑작스럽게 찾아온 월경불순도 그중 하나이고요.

일시적인 월경불순이 아니라 초경부터 불규칙하게 월경을 시작하고, 그러다 몸이 안 좋아질 때 주기가 더 엉망이 된다면 가장 흔한 진단명은 '다낭성난소증후군(Polycystic Ovary Syndrome)'입니다. 원래는 매달 난소에서 한 개의 난포만이 선택되어 자라고 약 2센티미터 크기의 성숙난포가 되었을 때 배란을 하는데, 다낭성난소증후군은 난소에서 고만고만한 크기의 난포가 여러 개 자라기는 하지만 충분히 성숙하지 못하여 배란이 잘 안 되고 월경이 불규칙합니다. 다낭성난소증후군이라고 하더라도 주기는 천차만별입니다. 한 달에 한 번은 아니지만 45~50일 주기를 지키며 규칙적으로 월경을 하는 다낭성난소증후군은 비교적 양호한 편이고, 2~3개월에 한 번, 심한 경우는 1년에 한두 번도 제대로 월경을 안 하는 경우도 흔합니다. 배란 없이 너무 자주 소량 출혈을 반복하기도 하지요.

다낭성난소증후군에서는 안드로겐(androgen)*이라고 하는 남성호르몬 분비가 증가하여 여드름, 다모증 등이 함께 나타나기도 합니다. 비만을 동반한 다낭성난소증후군이라면 열 일 제치고 살부터 빼야 합니다. 증가한 체지방이 여성호르몬으로 바뀌면서 가뜩이나 불안정하던 호르몬이 더 흔들리고 월경불순이 심해지니까요. 특히 다낭성난소증후군은 인슐린 저항성이 높은 대사질환이므로 정제된 탄수화물인 흰쌀과 흰 밀가루 그리고 백설탕 등을 제

*남성 생식계의 성장과 발달에 영향을 미치는 호르몬의 총칭. 남성호르몬이라고도 합니다.

한하는 식이요법이 필요합니다. 체중을 감량하면서 월경주기도 바로잡는 일석이조의 효과를 거둘 수 있지요.

월경이 너무 늦어지면 '벌써 폐경이 오는 걸까?' 슬슬 걱정이 됩니다. 월경 한두 번 걸렀다고 폐경을 우려하는 건 지나친 걱정이지만 40세 이전에 폐경이 되는 조기폐경 혹은 조기난소부전증도 백 명 중 한 명 정도는 되니, 월경불순이 계속되거나 얼굴이 붉어지고 땀이 많이 나고 불면증이 생기는 등 갱년기 증상이 나타나면 호르몬 검사를 해 보는 게 좋습니다. 왜 난소가 이렇게 일찍 기능을 멈추는지는 정확히 알 수 없습니다. 다만 유전적 원인, 자가면역질환 등과 관련이 있는 것으로 추측하고 있습니다.

불규칙한 월경주기를 바로잡는 가장 손쉬운 방법은 피임약 같은 호르몬 치료입니다. 에스트로겐으로 자궁내막을 두껍게 하고, 프로게스테론으로 유지하다가 약을 끊으면 자궁내막이 탈락하면서 월경을 하는 것이죠. 그런데 호르몬 치료는 월경이라는 결과물을 유도하는 데는 매우 효과적이지만 '왜 월경이 불규칙해졌는지' 근본 원인을 살피지 못한다는 맹점이 있습니다. 몸과 마음이 힘들다는 외침에 왜 힘든지 묻고 살피지 못하니 피임약을 중단하면 다시 월경이 불규칙해질 위험도 있습니다.

조금 극단적인 경우이기는 하지만 최근 진료실을 찾은 한 여성의 이야기를 해 볼까요? 그 여성은 규칙적이던 월경이 불규칙해지자 2년 전부터 간편하게 피임약을 복용하기 시작했습니다. 그 뒤로는 피임약을 복용하며 꼬박꼬박 월경을 했기 때문에 이전에 월경이 불규칙했었다는 사실을 잊고 있었지요. 생활이 안정되면서 이제 미뤘던 임신을 하려고 피임약을 끊었는데 아무리 기다려도 월경이 시작되지 않는 겁니다. 호르몬 검사 결과 조기난소부전증이라는 청천벽력 같은 진단을 받았습니다. 인생에 가정은 없다지만 월경이 불규칙하기 시작했던 2년 전에 몸의 신호를 예민하게 받아들이고 건강을 살폈더라면 어땠을까요? 폐경이라는 최악의 사태는 막을 수 있지 않았을까요?

내 몸이 보내는 참 고마운 메시지 월경의 신호에 응답하세요. 너무 힘들게 몸을 혹사하고 있다면 잠시 쉬어가고 정신적 스트레스에 지쳐 있다면 토닥토닥 나를 위로하면서요. 몸에 좋은 음식으로 스스로를 대접하고 부족하지도 과하지도 않은 적정 체중으로 최상의 상태를 만드세요. 어느새 반란을 일으켰던 호르몬은 균형을 잡고 규칙적인 월경주기를 회복하면서 다시 일상의 평화를 찾을 수 있을 것입니다.

'다낭성난소증후군'은 월경불순으로 산부인과를 찾았을 때 가장 흔하게 듣는 진단명입니다. 난소에서 여러 개의 난포가 자라지만 성숙난포에 이르지 못하여 배란이 잘 안 되니 월경이 불규칙하고 임신에 어려움을 겪게 되지요. 고안드로겐혈증, 인슐린저항성, 희발월경을 특징으로 합니다.

1935년 스타인(Stein)과 레벤탈(Leventhal)이 다낭성난소, 다모증(多毛症), 희발월경을 묶어 '스타인레벤탈증후군(Stein-Leventhal Syndrome)'으로 명명했지만 다낭성난소증후군은 현대에 갑자기 나타난 질병이 아닙니다. 히포크라테스 시대에도 목소리가 거칠어지고 털이 많이 나며 월경을 멈춘 여성들의 증례 보고 기록이 있고, 기원전 기록에도 남성화 증상을 보이며 월경을 하지 않는, 지금의 다낭성난소증후군과 비슷한 증상들이 묘사되어 있지요.

훨씬 오래전으로 거슬러 올라가면, 다낭성난소증후군은 현생 인류의 조상인 호모사피엔스가 아프리카 지역에서 다른 지역으로 이동하기 전인 약 5~8만 년 전부터 존재했던 증상입니다. 다낭성난소증후군은 인종이나 민족과 상관없이 전 세계 인구의 약 5~15퍼센트에서 나타나는데, 유전자 검사를 해 보면 중국이나 유럽의 다낭성난소증후군 여성이 비슷한 변이를 보입니다.

다낭성난소증후군은 인류의 역사에서 왜 이처럼 오래 지속되고 있을까요? 진화적 관점에서 본다면 이해가 잘 안 되는 의문점입니다. 다낭성난소증후군 여성은 임신이 잘 안 되고 많은 자손을 남기기 어렵기에 '재생산의 성공(reproductive success)'을 중시하는 진화의 과정에서 자연선택은 다낭성난소증후군 유전자를 제거했어야 마땅하니까요. 학자들은 다낭성난소증후군이 난임, 대사질환, 심혈관 질환의 위험을 높이는 '질병'이지만 이전 환경에서는 생존과 생식에 유리하게 작용하는 이점이 있었기 때문일 거라며 이와 관련된 몇 가지 가설을 제시합니다.

먼저 안드로겐의 분비가 증가하면 뼈와 근육이 튼튼해져 수렵-채집인 시절의 여성들이 생존하는 데 유리하게 작용했을 가능성이 높습니다. 음식을 저장해 놓고 사시사철 풍족하게 먹는 지금과 달리 계절에 따라 자주 굶어야 하는 원시 환경에서는 높은 인슐린 저항성이 단백질 손실을 줄이며 오래 버틸 수 있는 유리한 조건이니까요. 배란이 잘 안 되는 희발월경이라도 일찍 생식활동을 시작한 인류의 조상들이 아예 임신을 못 할 가능성은 그리 높지 않았습니다. 오히려 터울을 조절하고 적게 출산하여 자녀 양육에 집중할 수 있는 확률이 높아졌을 겁니다. 임신과 출산에 에너지를 덜 쓰게 되니 여성의 생존과 수명 연장에도 이로웠을 테지요.

그런데 이상합니다. 수만 년 전부터 인류가 가지고 있었던 다낭성난소증후군 유전자가 그때와는 달리 지금은 왜 해로울까요? 그때와 지금의 환경은 하늘과 땅만큼이나 큰 차이가 있기 때문입니다. 지금은 먹는 음식이 지나치게 많아졌고 활동량이 현저히 줄면서 비만이 급증했으니까요.

다낭성난소증후군이 있다면 이 유전자가 그리 불리하지 않게 작용했던 시절, 그러니까 오랜 진화의 역사에서 우리 몸이 익숙하게 각인되어 있는 수렵-채집인의 생활을 참고하세요. 과잉된 영양 섭취보다는 절제된 식단을 지키고, 흰 밀가루 등 정제된 탄수화물과 설탕이나 기름기가 많은 음식이나 인스턴트 식품을 최소화하는 게 중요합니다. 거기에 규칙적인 운동으로 활동량을 늘린다면 다낭성난소증후군 유전자를 갖고 있더라도 이로 인한 난임과 질병 위험은 훨씬 줄어들 것입니다.

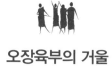

오장육부의 거울

결혼 17년 만에 처음으로 내 집을 마련하면서 이사 전 이런저런 집수
리를 하게 됐습니다. 아파트이기는 하지만 테라스가 넓은 층이라 바비
큐를 할 수 있는 데크를 깔고 꿈에 그리던 잔디 정원도 만들었지요. 그
런데 겉으로 보기엔 멀쩡하던 집이 한 겹 한 겹 뜯을수록 엉망이더군
요. 확장한 부위에 단열을 제대로 하지 않아 벽에 곰팡이가 잔뜩 끼고
눅눅한 습기에 창틀도 뒤틀려 있었지요. 화려한 실크 벽지로 감추어 놓
았지만 내부가 튼튼하지 않으니 집은 서서히 망가져 가는 중이었습니
다. 예쁜 집으로 꾸미고 싶은 욕심은 컸지만 예산은 정해져 있고, 어쩔
수 없이 결단을 내려야 했어요. 중요한 것부터, 즉 '기본'을 먼저 챙기
기로 했습니다.

집뿐만이 아니라 요즘은 얼굴도 리모델링을 많이 하죠. 특히 '피부 미인'이 대세라고 합니다. 하지만 겹겹이 쌓인 세월의 무게를 이겨 내기란 쉽지 않습니다. 부러우면 지는 거라고 또래 연예인의 '물광 피부'를 보며 "화면발이지, 뭐" 하면서 관심 없는 척하지만 슬쩍 피부 관리 비법을 검색해 보기도 하고 딸 방에서 몰래 마스크팩 한 장 가져다 얼굴에 올려놓기도 하지요. 친구들을 만나면 유명 정치인이 드나들어 구설수에 올랐던 억대 피부 관리는 아니더라도 자기 나름의 피부 관리법을 공유하기도 합니다. 주름 방지 콜라겐 팩부터 시작해서 큰맘 먹고 장만한 영양크림은 기본이고, 피부 마사지는 고전적 방법이지요. 보수해야 할 부분이 커지면 약물이나 레이저로 피부를 한 꺼풀 벗겨 내거나 보톡스로 주름을 펴고, 심지어는 푹 꺼진 부위를 필러로 메워 넣기도 합니다. 하지만 갈고 닦고, 때 빼고 광내도 그때뿐이기 쉽습니다. 기본이 튼튼하지 않으니까요.

한의학에서는 얼굴을 '오장*육부의 거울'이라고 부릅니다. 몸속을 직접 들여다볼 수는 없지만 얼굴색과 피부결, 올라오는 발진의 양태 등을 살펴 내부 장부의 건강 상태를 유추할 수 있는데 이를 '망진(望診)'이라고 부릅니다. 한의학의 진단법 '망문문절(望問開絶, 보고 묻고 듣고 냄새 맡고 맥을 짚음)' 중 가장 앞자리에

*한의학에서 말하는 간심비폐신(肝心脾肺腎) 오장은 서양의학에서 말하는 간장, 신장, 비장, 폐장, 신장과 일치하지 않습니다. 즉 간이 간장(liver)을, 신이 콩팥(kidney)을 말하는 것이 아니지요. 장부를 포함하지만 그보다 큰 개념, 장부의 기운이 흐르는 길인 경락(經絡)을 포함한다고 할 수 있습니다.

놓인 주요 진단법 중 하나죠. 컴퓨터로 치면 피부는 단지 오장육부의 건강이 겉으로 드러나는 '스크린'일 뿐 진짜 건강은 몸 안에 있습니다.

여드름은 가장 흔한 피부 트러블의 하나로, 20~30대까지 계속된다면 더 이상 '청춘의 심볼'이라고 볼 수 없습니다. 오톨도톨 좁쌀처럼 올라오는 여드름, 노랗게 농이 차는 화농성 여드름, 굵고 단단하게 올라오는 결절성 여드름이 얼굴 곳곳에 반복해서 올라오면 한참 일하고 연애하고 사회생활 할 나이에 스트레스가 이만저만 아니지요.

한의학에서는 여드름이 올라온 부위에 따라 원인도 다르다고 봅니다. 장부의 에너지가 지나가는 통로, 즉 경락에 이상이 생기면 그 부위에 여드름이 집중적으로 생깁니다. 예를 들면 이마에 올라오는 여드름은 주로 심장의 열독(熱毒) 때문입니다. 스트레스를 많이 받으면 심장에 열이 생기고 내부의 독소가 이마로 올라와 피부 트러블을 일으키는 것이죠. 왼쪽 볼은 간, 오른쪽 볼은 폐에 속해 에너지 소통이 잘 안 되면 해당 부위에 울긋불긋 여드름이 올라옵니다. 입 주위에 올라오는 여드름은 소화기 이상과 관련이 깊은데, 기름진 음식이나 즉석식품을 즐겨 먹으면 소화기를 주관하는 비위(脾胃) 기능이 약해지고 습열(濕熱)이 생겨 화농성 여드름의 주범이 됩니다. 이렇게 올라온 여드름은 속이 편해지지 않으면 절대 없어지지 않습니다. 여성들의 제일 골칫거리는 월경주기에 따라 반복해서 올라오는 여드름인데 월경 예정일이 가까워 오면 주로 화농성이나 결절성 여드름이 턱 쪽으로 올라와 아프기도 하고 흉터도 많이 남습니다. 월경불순이나 월경통이 있는 경우 또는 유산한 뒤에 자주 나타나는 증상이지요. 턱은 생식 기능을 주관하는 신장 기능이 속해 있는 부위라 자궁, 난소가 건강해야 여드름도 깨끗해집니다.

독일에서 온 젊은 여성 니콜도 턱에 올라오는 결절성 여드름 때문에 진료실을 찾아왔습니다. 월경 전에만 한두 개씩 올라오던 여드름이 갑자기 심해지더니 월경주기와 상관없이 계속되었고, 하얀 피부를 붉게 덮은 두꺼운 여드름 때문에 외출도 힘들어졌지요. 병원에 갔더니 호르몬이 문제라고 피임약을 처방해 줬는데, 두세 번씩 종류를 바꿔 가며 몇 달간 먹어 봤지만 증상에는 별 차도가 없었습니다. 그러던 중 친구로부터 한방 치료를 권유받았고, 유창한 한국어 실력 덕분에 자세한 문진(問診)을 할 수 있었습니다.

니콜은 한국의 여름 날씨가 너무너무 더워서 휴가 내내 찬 물속에서 살다시피 했고, 그러고 나니 월경통이 심해지고 덩어리 피도 많아졌다고 했습니다. 여드름이 시도 때도 없이 올라온 것도 그 이후였다더군요. 얼굴은 화끈거리고 붉은 여드름이 올라오는데 손발은 얼음장처럼 차가웠습니다. 상열하한(上熱下寒)을 동반한 전형적인 어혈성 여드름이었습니다. 머리는 서늘해야 병이 없고(두무냉통, 頭無冷痛) 배는 따뜻해야 병이 없는데(복무열통, 腹無熱痛) 배가 차다 보니 열이 제자리를 지키지 못하고 자꾸 위로만 올라간 것이죠. 자궁 순환이 안 되니 어혈이 생겨 월경통이 발생하고 탁한 피가 열을 타고 얼굴로 올라가 트러블을 일으킨 겁니다.

먼저 배를 따뜻하게 하면서 한열의 균형을 잡는 치료를 했습니다. 찬 음료나 수박, 참외, 냉면 같은 성질이 찬 음식은 피하도록 했지요. 피를 맑게 해독하는 한약 치료를 병행했더니 피부가 깨끗해졌을 뿐만 아니라 월경통도 감쪽같이 사라졌습니다. 동양 의술의 효과를 처음 경험한 니콜은 마냥 신기해했습니다.

여성을 괴롭히는 또 하나의 피부 질환은 기미입니다. 기미는 호르몬 변화와 밀접한 관련이 있습니다. 그래서 임신 중이나 피임약을 복용할 때 또는 시험관 시술 등 보조생식술 뒤에 자주 생기곤 합니다. 한의학에서는 기미를 '간반(肝班)'이라고 부릅니다. 간은 스트레스에 민감한 장부로 신경계, 내분비계와 밀접한 관련이 있습니다. 스트레스를 받으면 간경락의 기운이 소통되지 못하고 울체되어 열이 발생하는데 피부가 건강하지 못하면 열을 그때그때 배출하지 못하고 오래 쌓아 놓게 되어 색소 침착이 일어나는 것입니다. 따라서 기미가 생겼을 때는 호르몬의 균형을 잡으면서 마음을 함께 다스려야 합니다. 거울로 자꾸 얼굴을 들여다보면 화가 더 치솟아 오르니 그보다는 심호흡이나 명상으로 마음을 다스리고 즐거운 운동을 하며 스트레스를 푸는 것이 효과적입니다. 꽉 막혀 있는 기를 소통시키는 국화차, 둥굴레차, 자소엽차 등을 마시는 것도 도움이 되지요.

팽팽했던 피부를 자랑하던 친구들은 눈가에 올라오는 잔주름을 시작으로 얼굴에 주름이 늘어나자 나이는 속일 수 없다며 '시술'을 고려합니다. 하지만 주름 또한 내부의 건강을 살펴야 개선됩니다. 생각해 보세요. 가뭄으로 논바닥이 갈라졌는데 논에 물을 대야지 갈라진 틈을 메우기만 해서는 별 소용이 없지 않을까요? 피부의 노화는 자외선을 많이 쬐면서 생기는 일광 노화와 나이를 먹으며 생기는 일상 노화로 나눌 수 있습니다. 아무리 흐린 날이라도 자외선차단제를 꼼꼼하게 바르는 게 중요합니다. 깨끗한 클렌징과 보습은 피부 건강의 기본이고요. 이와 함께 '먹는 화장품', 즉 매일매일 먹는 음식 또한 매우 중요합니다. 튀김이나 치킨 같은 기름진 음식, 편의점에서 쉽게 구할 수 있는 인스턴트 음식이나 패스트푸드는 몸에 습담(濕痰)*이라는 노폐물을 많이 만들어 피부로 가는 영양 공급을 방해합니다. 카페인 음료를 자주 마시거나 맵고 자극적인 음식을 많이 먹어도 몸에 진액이 마르고 피가 건조해지면서 피부가 윤기를 잃지요. 텀블러에 커피 대신 물을 담아 틈날 때마다 수분을 섭취하세요. 파프리카, 토마토, 블루베리, 레몬같이 비타민과 항산화물질이 풍부하게 들어 있는 채소와 과일을 자주 먹는 것도 무척 좋습니다. 채소와 과일은 피로 물질을 해독하고 노화된 세포를 빠르게 제거하며 피부 장벽을 건강하게 복구

하기 때문에 비싼 영양크림 부럽지 않은 좋은

효과를 볼 수 있습니다.

*수분대사 이상으로 몸에
쌓이는 노폐물.

'미인은 잠꾸러기'라는 속설은 과학적으로 증명된 사실입니다. 하루 7~9시간 충분한 수면을 취한 그룹과 5시간 미만으로 잠을 잔 그룹의 3일 뒤 피부 상태를 비교해 보았더니, 잠이 부족한 그룹에서 색소 침착, 미세 주름, 피부 처짐 등 피부 노화 현상이 뚜렷하게 증가했습니다. 밤 10시부터 새벽 2시 사이는 피부 재생이 활발하게 이루어져 노화된 각질이 떨어져나가고 수면 중에 분비된 멜라토닌(melatonin)이 미백제 역할을 해 안색이 맑아지는 시간입니다. 그러니 이 시간 안에 충분한 수면을 취하는 게 피부를 건강하게 만드는 비결입니다.

집수리 이야기로 마무리를 지어 볼까요? 새로 튼튼하게 벽을 치고 단열재로 꼼꼼하게 마감하고 나니 화려한 벽지를 바르지 않아도 집이 반짝반짝해졌습니다. 걷어 내기가 무섭게 자꾸 올라오던 곰팡이도 깨끗이 사라졌고요. 깨끗하고 탄력 있는 피부를 원한다면 건강에 투자하세요. 오장육부가 튼튼해야 피부도 건강해집니다.

그대의 차가운 손과 발

"엄마, 나 수족냉증인가 봐."

야간 진료를 마치고 집에 돌아와 소파에 철퍼덕 앉아 하루의 긴장을 풀고 있는데 갑자기 큰딸이 얼음장같이 차가운 손을 목덜미에 대며 셀프 진단명을 통보합니다. 대비 없이 당한 차가운 기운에 화들짝 놀랐고, 곧이어 등잔 밑이 어둡다고 집에 있는 환자를 돌보지 못한 어미의 무신경을 반성했습니다. '수족냉증이란 말을 어떻게 알았지?' 어느새 훌쩍 커 버린 내 마음속 영원한 꼬맹이를 향한 기특한 마음도 살짝 들더군요. 그러다가 시작된 잔소리 한 바가지. 안 그래도 몇 십 년 만에 찾아온 한반도 최고의 한파라는데 요즘 교복 치마가 자꾸 짧아진다 싶었거든요. 제가 사다 준 두꺼운 겨울 타이즈는 옷장 한구석에 처박아

두고 얇디얇은 여름 스타킹만 신은 채 학교에 가는 겁니다. 거기다가 군것질은 또 얼마나 늘었는지 편의점 라면에 길거리 떡볶이까지⋯⋯. 이런 상황이니 아무리 한의사 딸이라고 해도 수족냉증이 비켜 갈 수는 없는 노릇이지요.

사실 수족냉증은 특정한 질병이라기보다 이름 그대로 손발이 심하게 차가운 증상을 말합니다. 추위를 느낄 만한 온도가 아닌데도, 심지어는 한여름인데도 손발에 심한 냉기를 느끼며 불편함을 호소하지요. 날씨가 추워지면 증상은 더욱 심해집니다. 외출할 때는 장갑을 제일 먼저 챙겨야 하고 잠잘 때 수면 양말은 필수, 심지어는 특별히 추운 곳에 오래 있었던 것도 아닌데 동상에 걸리기도 합니다. 가끔 손발이 차다고 불평하는 남성들이 있기는 하지만 수족냉증 환자의 열 명 중 여덟 명은 여성이니 여성들의 병이라고 해도 틀린 말은 아닙니다. 월경주기에 따라 매달 그리고 임신과 출산을 경험하면서 겪는 급격한 호르몬의 변동 때문에 생기는 병이지요. 여성은 남성에 비해 정서적으로 예민한 편이라 자율신경계가 스트레스에 민감하게 반응하여 손끝이나 발끝 같은 말초의 혈액순환이 잘 안 되는 증상, 즉 말초혈액순환장애가 나타나기도 합니다. 한의학적인 설명을 덧붙이자면 양(陽)에 속하는 남성들에 비해 여성들의 몸은 음(陰)의 기운이 지배하기 때문에 찬 기운에 쉽게 손상됩니다.

수족냉증은 냉기 때문에 으슬으슬 춥고 남들과 악수라도 할라치면

차가운 손이 못내 신경 쓰여 불편하기는 하지만, 견딜 수 없는 심한 통증이 있는 것도 아니고 생명을 위협하는 질병도 아니어서 치료를 서두르기보다는 고질병으로 생각하며 방치하기 쉽습니다. 그러다 결혼을 앞두고 엄마 손에 이끌려 한의원을 찾거나 임신을 계획하면서 적극적으로 수족냉증 치료를 시작하는 경우가 많죠. '손발이 차면 임신이 안 된다'는 속설 때문입니다. 그런데 그것이 사실일까요?

한의사 생활을 시작하면서 지금까지 줄곧 진료실에서 난임 여성들을 만나 온 제 경험에 비추자면 절반은 맞고 절반은 틀린 이야기입니다. 물론 임신이 잘 안 되거나 유산을 반복한 난임 여성들 중에 수족냉증을 가지고 있는 여성의 비율이 매우 높기는 합니다. 하지만 손발이 차서 임신이 안 된다고 보기는 어렵습니다. 문제는 하복부냉증입니다. 적외선 체열촬영으로 전신의 온도를 측정해 보면 손발이 찬 여성은 대부분 아랫배가 차갑습니다. 몸이 차다는 것은 체온이 낮다는 의미 외에도 혈액순환이 잘 안 된다는 것을 뜻하기도 하지요. 하복부가 냉하면 자궁과 난소로 가는 혈류 공급이 원활하지 않아 난소에서 질 좋은 난자를 배란하기도, 수정란이 착상하기도 힘든 환경이 됩니다. 그러니 임신도 어려울 수밖에 없습니다. 뿐만 아니라 아랫배가 차면 혈액순환이 안 되어 나쁜 피, 즉 어혈이 생기는데 어혈이 있으면 혈관이 좁아지는 손끝과 발끝 같은 말초까지 피가 잘 가지 못하여 수족냉증이 나타납니다. 그러니까 엄밀히 말하면 손발이 차서 임신이 안 되는 것이 아니라 배가 차서 임신이 안 되는 것입니다. 수족냉증은 하복냉증의 결과일 뿐이죠.

따라서 손발만 따뜻하게 해 준다고 해서 수족냉증이 풀리지는 않습니다. 하복부의 냉증, 즉 중심의 순환장애를 먼저 해결해야 배가 따뜻해지고 이어서 손발도 따뜻해집니다. 그러면서 자연스레 임신 성공률도 높아지지요. 하복부가 차가우면 물처럼 쏟아지는 수양성 냉대하가 자주 생기고 월경통도 심합니다. 하복부를 늘 따뜻하게, 그러니까 뜸을 꾸준히 뜨거나 배에 찜질을 해야 냉적(冷積, 차가운 덩어리)이 풀리면서 증상도 좋아지고 고질적인 '얼음 공주'의 신세에서도 벗어날 수 있습니다.

만성적으로 손발이 차다면 소화기 건강을 살피는 것도 잊지 말아야 합니다. 한의학에서는 '비주사말(脾主四末)'이라고 하여 소화기가 몸의 네 부분 말초, 즉 손발을 다스린다고 보거든요. 소화기는 단지 음식물을 소화시키는 역할에 머무는 것이 아니라, 음식물을 분해하고 흡수하여 우리 몸을 운용하는 영양분과 에너지를 만들어 내고 노폐물을 분리하고 제거하는 대사의 중심 역할을 합니다. 비장의 에너지, 즉 기가 부족하면 말초까지 피를 밀어 주는 힘이 약해 손발이 차가워집니다. 소화가 잘 안 되고 밥 먹고 나면 졸리고 기운이 없어 늘 눕고 싶은 사람들의 손발이 차가운 것도 이 때문이죠. 음식을 먹다가 갑자기 체했을 때 손발이 차가워지는 이유도 말초를 주관하는 비위 기능에 이상이 생겼기 때문입니다. 따라서 만성적으로 손발이 차며 자주 체하고 설사를 한다면 먼저 속을 풀어 주고 소화 기능을 강화해야 합니다. 밀가루 음식이나 기름진 음식처럼 소화기에 무리가 되고 노폐물을 많이 만들어 내는 음식은 줄여야 합니다.

스트레스도 손발을 차게 만드는 여러 원인 중 하나입니다. 서양의학에서는 스트레스가 자율신경에 영향을 주어 수족냉증이 생기는 것으로 보는데 한의학에서는 '기체(氣滯)'와 관련이 있다고 봅니다. 기는 피를 밀어 주는 힘입니다. 기운이 없어도 피를 말초까지 밀어 주지 못하지만 스트레스 때문에 기운이 막혀도 좁아진 혈관으로 피를 보내지 못하니 심하게 냉기를 느낍니다. 가벼운 스트레칭이나 운동, 심호흡을 하는 것만으로도 체온을 높일 수 있습니다. 에너지가 잘 돌면 몸도 따뜻해지니까요. 하지만 손발이 따뜻하다고 무조건 좋은 것만은 아닙니다. 저녁이 되면 손바닥, 발바닥이 화끈거려서 잠 못 드는 여성들이 있는데 몸에 진액이 부족해서 허열(虛熱)이라고 하는 가짜 열이 올라오는 증상입니다. 아이를 낳거나 유산한 뒤 또는 몸이 극도로 허약한 상태에서 주로 나타납니다.

자궁이나 소화기 등 수족냉증의 근본이 되는 몸속 장부를 건강하게 다스리는 것 못지않게 차가운 기운에 몸이 상하지 않도록 외부에서 보온을 잘하는 것도 중요합니다. 날씨가 추울 때는 따뜻한 옷과 장갑과 양말로 몸을 따뜻하게 해 주고, 한여름이라도 아랫배만은 따뜻하게 덮어 줘야 합니다. 섹시한 몸매를 드러내고 싶더라도 배꼽티는 참아 주세요. 스키니진처럼 몸에 꽉 끼는 옷이 혈액순환을 방해한다는 사실은 알고 있나요? 넉넉한 옷을 여러 겹 껴입는 레이어드룩이 건강에는 좋습니다.

따뜻한 물에 몸을 담그는 반신욕이나 간편하게 족욕을 자주 하면 혈액순환이 좋아져 수족냉증을 개선하는 데 효과적입니다. 스트레스가 심하다면 따뜻한 물에 긴장을 풀어 주는 라벤더 오일을 한 방울 떨어뜨려 주면 금상첨화죠. 똑바로 누워 손과 발을 하늘을 향해 펴고 가볍게 흔드는 모관운동을 자주 하세요. 가만히 누워 편하게 할 수 있는 운동이지만 말초혈액순환을 도와 손발을 따뜻하게 해 주는 데는 비싼 헬스클럽 다니는 것 못지않답니다. 시원한 맥주나 청량음료 대신 따뜻한 차를 마시는 것도 좋은 방법입니다. 소화기가 약하다면 따뜻한 생강차나 대추차를, 자궁순환이 잘 안 된다면 당귀차가 좋아요. 몸의 안과 밖을 함께 덥혀 줄 때 냉증을 효과적으로 제거할 수 있습니다.

흔히 손발이 찬 사람은 마음이 따뜻하다고 말하죠? 하지만 아무리 강변해 봐야 수족냉증은 그저 건강하지 않은 몸의 증거일 뿐입니다. "원장님 손은 정말 따뜻해요. 부러워요"라고 말하는 환자들이 가끔 있는데 환자의 손을 매일 잡아야 하는 한의사의 숙명이라고 할까요? 손만은 따뜻해야 한다는 필사의 각오로 소화기와 자궁 건강을 살피면서 부단히 노력한 결과입니다.

이제 등잔 밑까지 샅샅이, 가족의 건강도 살펴야겠습니다. 친구의 손을, 딸의 손을, 서로의 손을 오랜만에 잡아 보세요. 사랑하는 이의 손을 잡고 건강을 묻고 챙기면 마음까지 전할 수 있지 않을까요?

중용, 우주의 원리

"자네도 이제 나이가 들었나 보이. 식물이 눈에 들어오는 걸 보니."

몇 년 전 귀촌하신 선생님 댁 마당에는 잘 가꿔진 정원수와 갖가지 허브와 꽃 들이 만발해 있었습니다. 가끔 찾아뵈면서도 식물 따위에는 눈길 한 번 주지 않던 제자가 갑자기 "이 꽃은 뭐냐", "물은 얼마나 줘야 하느냐", "분갈이는 언제 해야 하느냐" 꼬치꼬치 묻자 선생님은 허허 웃으며 뜬금없이 나이 이야기를 하십니다. 젊었을 때는 빠르게 움직이고 화려한 것들에 마음을 빼앗기다 보니 식물 따위가 보일 리 없다고 하시더군요. 나이가 들어 어느 정도 마음에 여유가 생겨야 매일 그대로인 것 같아도 조금씩 달라지는 식물의 변화가 눈에 들어오면서 생명의 경이로움에 마음 설렌다고 말씀하셨습니다.

듣고 보니 고개가 끄덕여졌습니다. 어느 날부터인가 자연이 좋아지더라고요. 진료실 창밖으로 보이는 북한산 봉우리를 틈날 때마다 바라보다가 사는 집도 아예 산 밑으로 옮겼습니다. 일주일에 두 번씩 북한산 길을 걷는데 똑같은 길이 지루하기는커녕 갈 때마다 미세하게 변하는 풍경, 빛깔, 향기를 보고 느끼며 감격하게 되었지요. 집 안 테라스에는 작은 정원도 꾸몄습니다. '마이너스의 손'으로 유명한 터라 선물 받은 화분 하나 제대로 살린 적이 없는데 이번에는 큰맘 먹고 화초를 키워 보기로 했습니다. 화단에 장미 묘목, 포도나무, 꽃 모종을 심고 허브 화분도 들이고 텃밭 상자에 상추, 루콜라, 토마토, 고추도 심었습니다. 아침마다 일어나 부지런히 물을 줬는데 이번에도 어김없이 화초들은 점점 시들더군요. 이번만은 꼭 살리고 싶은 간절함에 전문가를 불러 진단을 받아 보았더니 과한 '부지런'이 문제라고 하더군요. 물을 너무 많이 줘서 뿌리가 썩어 간다는 겁니다.

한의학에서는 인체를 '소우주'라고 부릅니다. 우주의 원리가 내 몸 안에 고스란히 들어 있어 '스스로(自) 그러한(然)' 자연 그대로의 리듬이 몸 안에서 원활하게 흐를 때 인체는 건강해집니다. 흙에서 식물이 자랄 때와 마찬가지로 우리 몸도 바람과 햇빛 그리고 습기까지 어느 하나 중요하지 않은 것이 없지만 너무 과하거나 부족하면 병이 생깁니다. 여성들에게 흔히 생기는 질병인 '대하(帶下)'도 그렇습니다.

'허리띠(帶) 아래(下)에 생기는 병'이라 하여 대하라는 이름이 붙은 이

병은, 질에서 나오는 비정상적인 분비물을 말합니다. 피지선, 땀선 등에서 나오는 분비물 때문에 질 점막은 평소 약간 축축하기는 하지만 분비물이 몸 밖으로 흘러나올 정도는 아닙니다. 호르몬의 영향을 받아 배란기 때 자궁경부에서 맑고 투명하며 끈적끈적한 점액이 나오는 경우를 제외하고 말이죠. 만약 월경주기와 관계없이 질분비물이 지속적으로 나오거나, 속옷이 젖을 정도로 양이 너무 많거나, 불투명한 흰색이나 노란색 혹은 푸른빛이 진해지거나, 냄새가 많이 나고 가렵거나 따가우면 대하의 범주에 포함되므로 치료해야 합니다.

대하 증상으로 산부인과를 찾으면 '질염'이라는 진단을 자주 받습니다. 원래 질에는 스스로를 방어하는 시스템이 작동하고 있습니다. 과산화수소를 만들어 내는 유산균 등 여러 호기성균들이 살고 있어서 pH4.5 정도의 약산성 환경을 만들어서 나쁜 균들이 살기 어려운 환경을 만들죠. 어떤 이유에서든 이 방어벽이 깨지면 염증이 생기고 질분비물에 이상이 나타납니다. 방어력이 강한 유산균 대신 비호기성균이 지나치게 많이 증식하면 세균성 질증이 생기는데, 이건 지나치게 청결을 강조하다 생기는 병입니다. 깨끗하게 씻는다고 여성청결제로 자주 씻으면 나쁜 균뿐 아니라 좋은 균까지 죽어 방어력이 떨어지고 약산성을 유지해야 하는 질이 알칼리로 변하면서 오히려 염증에 취약한 환경이 됩니다.

백색이나 황색의 치즈 찌꺼기 같은 질분비물이 나오고 가려움이 심하면 칸디다성질염을 의심할 수 있습니다. 곰팡이균이라고도 부르는 칸디다균은 면역력이 약해졌거나 항생제를 장기 복용한 뒤 또는 임신 중이나 당뇨가 있을 때 자주 염증을 일으킵니다. 질편모충증(트리코모나스질염)은 성관계로 옮는 성병의 일종인데 화농성 질분비물이 흐르며 악취가 나고 질 입구가 가렵거나 화끈거리기도 합니다. 질편모충은 꼬리처럼 생긴 편모를 가지고 있어서 다른 장기로 이동해 방광염이나 골반염을 일으키기도 하니 초기 치료가 중요합니다. 전염성이 강하니 증상이 없더라도 부부가 함께 치료를 받아야 하지요.

급성 질염에는 균을 죽이고 염증을 치료하는 양방 치료가 효과적이지만 문제는 자꾸 반복되는 만성 염증입니다. 치료할 때는 반짝하고 좋아졌다가 조금 피곤하거나 월경 기간 전후로 다시 질염이 생긴다면 근본적인 원인을 살펴야 합니다. 이런 비유를 해 보면 어떨까요? 구덩이에 물이 고여 벌레가 생겼습니다. 살충제로 벌레를 죽였다고 문제가 완전히 해결되지는 않습니다. 배수로를 만들어 물을 빼고 다시는 물이 고이지 않도록 햇볕이 잘 들고 바람이 잘 통하는 환경을 만들어 줘야 벌레가 안 생깁니다. 만성적으로 반복되는 질염도 습(濕)을 잘 다스려야 합니다. 습기가 많은 곳에 벌레가 생기기 마련이니까요. 한의학에서는 우리 몸에서 물과 습기의 운행을 주관하는 대표적인 장부로 비(脾)를 꼽습니다. 소화 기능을 담당하는 비장은 섭취한 음식물로 영양분을 만들고 노폐물은 제거하는 분리자의 역할을 합니다. 비위 기능이 약한 여성은 몸에 습기가 많아져서 백색의 끈적끈적한 대하가 자주 생기는데 평소 쉽게 피곤하고 소화가 잘 안 되며 얼굴색이 누렇게 뜨고 손발이 차갑다면 우리 몸의 제습기 역할을 하는 비장의 기운을 돕는 것이 만성 대하를 치료하는 효과적인 방법입니다.

대하를 냉(冷)대하라고 부르기도 하는데 몸이 차서 생기는 경우가 많기에 이렇게 부릅니다. 자궁, 난소 등 생식 기능을 다스리며 우리 몸의 에너지를 만들어 내는 근본 장기인 신(腎)의 양기가 부족하면 물처럼 쏟아지는 수양성 대하가 주로 나타납니다. 아랫배가 차고 소변을 자주 보거나 허리가 시큰거리고 얼굴색이 칙칙하며 추위를 많이 타는 여성이 자주 호소하는 질병입니다. 습기를 제거할 때 보일러를 틀면 효과적인 것처럼 양기를 보강하는 한약 치료를 하면 몸이 따뜻해지면서 냉대하가 효과적으로 치료됩니다. 배를 따뜻하게 덥혀 주는 쑥 뜸이나 좌훈 요법도 도움이 되지요.

질염이 자주 생긴다면 증상이 나타났을 때 치료는 물론이고 평소 습과 냉을 피하는 생활수칙을 습관처럼 몸에 익혀야 합니다. 밀가루 음식이나 기름진 음식 등 소화가 잘 안 되고 습기를 유발할 수 있는 음식은 가급적 피하고 맥주나 돼지고기 등 너무 차거나 성질이 냉한 음식을 자주 즐기지 않는 것이 좋습니다. 배를 항상 따뜻하게 해 주되 통기성을 유지하는 데 각별히 신경 써야 합니다. 한여름에 배꼽티를 입거나 추운 날씨에 미니스커트를 입으면 냉대하를 악화시킬 수 있습니다. 몸에 꽉 끼는 스키니진이나 체형 보정 속옷보다는 넉넉한 옷을 여러 겹 입는 것이 좋습니다. 또한 생식기를 닦을 때는 세정제나 비누를 사용하는 것보다 따뜻한 물로 가볍게 씻고 잘 말려 주는 것이 더 효과적입니다. 마른 수건으로 톡톡 두드려 물기를 제거하거나 드라이기로 말려 준 뒤, 바람이 잘 통하도록 치마를 입으면 좋지요. 과로나 스트레스는 면역력을 떨어뜨리고 염증을 악화시킬 수 있으니 질염이 만성적으로 반복된다면 충분히 쉬면서 잘 먹고 잘 자는, 조금은 느긋한 생활로 돌아가는 것이 좋습니다.

너무 부지런히 물을 줘도 식물이 자라지 못하는 것처럼 너무 자주 씻어도 우리 몸의 방어기전이 깨집니다. 무엇이든 적당하게 '중용(中庸)의 도(道)'를 지키는 것이 중요합니다. 화초나 사람이나 생명을 돌보는 모든 일에는 우주의 원리가 담겨 있습니다. 풍한서습조화(風寒暑濕燥火). 과하지도 부족하지도 않게 자연의 리듬을 따라 조화와 균형을 지킬 때 식물도, 사람도 온전한 건강을 유지할 수 있습니다.

지나친 청결이 오히려 건강을 해치기도 한다는 사실을 알고 있나요? 질 세척이 대표적인 사례입니다. 깨끗해야 한다는 강박으로 습관적으로, 또는 염증 치료를 위해 세정제로 질 안쪽까지 깊숙이 씻는 경우가 있는데 득보다는 해가 많습니다.

여러 연구에서 질 세척이 골반염이나 자궁외임신 위험을 높여 여성 건강을 해친다는 결과가 나왔고, 이후 미국산부인과학회(American College of Obstetricians and Gynecologists, ACOG)에서는 여성들에게 질 세척을 하지 말도록 권고하고 있습니다. 2016년에는 4만여 명의 여성을 대상으로 한 대규모 연구에서 질 세척이 난소암 위험을 약 2배가량 높이는 것으로 나타나기도 했지요.

질 세척을 자주하면 임신 가능성도 떨어집니다. 『미국공중보건저널(American Journal of Public Health)』에 발표된 논문에서는 질 세척을 연 2회 이상 자주한 여성의 누적 임신율이 질 세척을 전혀 안하거나 연 2회 이하로 드물게 한 여성에 비해 30퍼센트가량 낮은 것으로 나타났습니다.

질을 세척하는 여성의 소변에서 내분비교란물질인 프탈레이트(phthalate)의 농도가 높다는 연구 결과를 근거로 연구자들은 향을 내기 위해 세정제에 첨가한 프탈레이트가 난소암 위험을 높일 가능성이 있다고 추정합니다. 한편 질 세척이 임신율을 저하시킨다는 연구에서는 세정제를 사용하지 않고 물만으로, 또는 물과 식초를 사용하여 질 세척을 한 여성도 같은 결과가 나왔습니다. 연구자들은 질 세척이 질 스스로 나쁜 균을 방어하는 자정작용을 방해하여 오히려 염증을 악화시키고, 자궁, 나팔관, 난소 등으로 균이 상행하면서 골반염을 일으켜 임신을 방해했을 거라고 설명하고 있습니다.

씻을 때는 물로 겉만 살짝, 그 뒤 습하지 않게 잘 말려 주는 것이 질염 예방과 생식건강에 더 효과적입니다.

두려워 말고 부끄러워 말고

'피임 홀대'의 시대입니다. 대놓고 말하기 어렵다는 사랑, 연애, 월경은 그나마 친한 친구들과 속닥거리기라도 하는데 왜 피임에 대해서는 여전히 입을 딱 다물까요? 마치 나와는 아무 상관없는 일처럼 시치미를 뚝 떼면서 말이죠. 생식 연령에 있는 이성애자 남녀치고 피임에서 자유로울 수 있는 사람은 몇 명 없지 않나요? 아, 물론 전 국가적으로 피임을 널리 알리고 찬양하던 시절이 있기는 했습니다. 1960~1980년대 이 나라를 효과적으로 장악한 '산아 제한' 정책이 그것입니다.

"아들딸 구별 말고 둘만 낳아 잘 기르자", "한 명씩만 낳아도 삼천리는 초만원" 같은 포스터를 동네 곳곳에서 볼 수 있었고, 행정력과 의료 기관을 동원한 대대적인 피임 시술도 제공되었습니다. 서구에서 막 들어온 피임약이 값싸게 보급되었고, 예비군 훈련장에 갔다가 무료로 정관수술을 받고 훈련도 빠지는 '꿩 먹고 알 먹는' 일들이 공공연히 일어나기도 했습니다. 심지어는 낙태수술이 피임법의 하나로 여겨지기도 했지요. 지금은 아기 안 낳는 여성들을 '이기적'이라고 몰아세우지만, 그때만 해도 아이를 많이 낳으면 마치 '짐승' 같은, 세련되지 못하고 전근대적인 여자 취급을 받았는데 정말 "아, 옛날이여" 같은 이야기네요. 지금 우리나라의 합계출산율은 2015년을 기준으로 1.24명입니다. OECD 최저 수준이죠. 저출산이 심각한 사회문제가 되면서 정부는 피임에 대해서는 입을 꼭 다물고 '출산 장려'에만 힘을 쏟고 있습니다. 이랬다저랬다. 여성의 몸이 국가의 인구 조절을 위한 통제 수단은 아닌데 말이죠.

피임의 역사는 아마도 '섹스가 꼭 임신으로 이어지지 않을 수도 있다'는 사실을 인지하면서부터 시작되었을 겁니다. 기록으로 남아 있는 가장 오래된 피임법은 기원전 1850년경 이집트 파피루스에 적혀 있던 이른바 '살정제'입니다. 벌꿀과 악어 똥을 주재료로 좌약 같은 것을 만들어 질 속에 넣도록 했다고 하네요. 효과는 어땠냐고요? 글쎄요. 썩 좋은 효과를 보진 못했을 겁니다. 천하의 바람둥이 카사노바는 섹스 직전에 레몬 반쪽을 잘라 상대 여성에게 건넸다고 합니다. 레몬에 함유된 시트르산이 정자를 죽이고, 지금도 사용하는 피임법인 '다이어프램(diaphragm)'처럼 레몬 껍질이 자궁경부를 막는 역할을 했던 것으로 보입니다. 지중해 지역에서는 페퍼민트, 펜넬, 천연 홍당무 씨 등 천연 식물을 피임약으로 사용하기도 했습니다. 사막을 건널 때 낙타가 임신하지 않도록 자궁에 조약돌을 넣은 기록도 있는데, 이를 응용하여 자궁 내장치(Intrauterine Device, IUD)를 개발했다고 전해집니다. 오늘날 널리 사용되는 콘돔은 개발자인, 영국 찰스 2세의 궁중 의사 콘돔(Condom)의 이름을 따왔다는 설이 있습니다. 사실 고대 그리스, 로마시대부터 이미 동물의 내장, 물고기 껍질, 거북 등껍질을 이용한 콘돔 형태의 피임기구가 있었다고 합니다. 먹는 피임약은 1960년 미국식품의약국(Food and Drug Administration, FDA)의 승인을 받은 이후 전 세계로 확산되면서 대표적인 피임법이 되었습니다. 현재는 성관계 뒤 72시간 내에 복용하는 응급피임약도 시판되고 있지요.

섹스는 하고 싶지만 아기가 생기는 대로 다 낳을 수는 없기에 피임은 선택이 아니라 필수입니다. 절실하게 필요한 만큼 효과적이고 다양한 피임법들이 개발되어 있지만 피임에 대해 얼마나 알고 있나요? 전체 임신의 70퍼센트 정도가 계획하지 않은 임신이고 가임기 여성의 34퍼센트가 임신중절 경험이 있다고 하는데, 이는 다 실패한 피임 때문입니다. 말하기 껄끄럽고, 알고 있다고 믿으며 '쉬쉬' 하다가 결정적인 순간에 실수를 저지르는 것이죠. 게다가 요즘엔 피임이 어른들만의 문제가 아닙니다. 성관계를 시작하는 나이가 점점 어려지는 게 현실인데도 청소년의 절반 이상은 피임을 하지 않습니다. 임신을 하면 대부분

중절수술을 선택할 수밖에 없는 처지에 놓이지요. 그런데도 제대로 된 피임 교육보다는 여전히 '순결 교육'만을 앞세우는 건 너무 시대착오적인 발상이 아닐까요? 일반형 콘돔은 청소년도 구입할 수 있지만, 돌기나 주름이 잡힌 특수형 콘돔은 '청소년 유해 물건'으로 분류되어 있어 '섹스는 합법이고 쾌락은 불법이냐'는 논란이 일기도 했습니다. 청소년에서 성인까지 성적 욕망을 가진 존재라면 올바른 피임 지식을 알고 실천하는 건 필수입니다. 그런데 어떤 피임법을 선택해야 할까요?

피임에 옳고 그름은 없습니다. 효과가 입증된 피임법 중에서 나에게 맞는 피임법을 찾으면 됩니다. 일단 피임의 기본 원칙은 '더블 프로텍트(double protect)'입니다. 예를 들면 월경주기법과 콘돔, 피임약과 콘돔 등 두 가지 이상의 피임법을 동시에 사용하는 것이지요. 사실 월경 날짜를 계산해서 피임을 하는 자연주기법은 실패 확률이 높습니다. 몸 상태에 따라 배란이 빨라지거나 늦어지면서 예상을 빗나갈 수 있으니까요. 질외사정법도 네 번 중 한 번은 원하지 않은 임신으로 이어질 수 있다는 사실을 기억해야 합니다.

콘돔은 사용법만 제대로 익히면 성공률 98퍼센트에 빛나는 가장 효과적이고 쉬운 피임 방법입니다. 성병을 막아 주는 유일한 피임법이며 여성의 몸에 인위적으로 호르몬 변화를 일으키지 않으니 안전하기도 하죠. '성감이 안 좋다', '귀찮다'는 변명은 함께 성을 즐기는 상대로서 너무 무책임한 발언입니다. 이런 말도 있잖아요. "피임하지 않는 남자,

섹스도 하지 말라."

  피임의 대명사 경구피임약은 '이제 임신 걱정 없이 섹스를 즐길 수 있다'는 20세기 여성 해방의 상징으로 여겨지기도 했습니다. 매일 제 시간에 챙겨 먹어야 하는 불편함은 있지만 높은 피임 효과를 생각하면 그쯤이야 감당할 수 있죠. 그런데 '산아 제한' 시절, 정부가 앞장서서 피임약을 제공했는데도 우리나라 여성들의 피임약 복용률은 매우 저조합니다. 벨기에와 뉴질랜드는 40퍼센트가 넘고, 유럽의 여러 나라도 20~30퍼센트대의 높은 복용률을 보이는데 우리나라는 그것에 턱없이 못 미치는 2.8퍼센트(2010년 기준)에 불과합니다. 이유가 뭘까요? 한국 여성들의 피임약에 대한 오해와 이해 부족 때문이며, 따라서 계몽을 강조해야 한다고 생각한다면 그것이야말로 오해입니다. 그보다 먼저 피임약을 바라보는 우리의 사회문화적 관점이 서구와 어떤 차이가 있는지 살펴야 합니다.

  가까운 일본을 한번 볼까요? 일본은 오랫동안 경구피임약 금지 국가로 남아 있다가 1999년에야 비로소 의사의 처방전으로 피임약을 구입할 수 있도록 승인했습니다. 일본도 우리나라와 마찬가지로 경구피임약 복용률이 매우 낮습니다. 경구피임약 승인을 둘러싼 논란이 지속되면서 서구의 많은 여성 단체들은 일본 여성들을 수동적이라며 비판했습니다. 그러나 서구에서 보는 피임약의 '자기 결정권'과 일본 여성들이 보는 '자신의 몸의 통제'에는 큰 간극이 있다고 인류학자 마리코 지츠카와(Mariko Jitsukawa)는 현장 연구를 통해 설명합니다. 일본 여성들에게는 호르몬제와 같은 화학물질을 복용하는 것이 내 몸의 자연적인 리듬을 깨뜨리는 행위라는 거부감이 있습니다. 내 몸의 월경주기를 피임약이 인위적으로 조절하는 것 자체가 오히려 몸의 주도권을 상실하는 일이라고 생각한다는 것이지요. 게다가 피임의 책임이 남녀 모두에게 있는데 여성의 피임약 복용이 의무처럼 여겨지고 일상화된다면 오히려 남성의 책임이 소홀해질 수 있을 거라는 우려도 있었습니다. '피임약을 통해 내 몸을 스스로 통제하는 여성', '이를 적극적으로 행하지 않는 여성의 수동성'은 단지 서구의 시선이었을 뿐, 오히려 일본 여성들은 약물에 의한 통제 대신 다른 피임법을 통해 스스로 몸에 대한 권리를 지키고 피임의 책임을 남성과 함께 나누고자 하는 주체적인 태도를 갖고 있었던 겁니다. 피임약에 대한 우리의 사회문화적 시선이 어떠한지는 연구를 통해 좀 더 살펴봐야겠지만, 아마도 같은 문화권인 일본과 비슷한 지점이 있지 않을까 싶습니다.

여성들과 피임에 대해 솔직하게 이야기 나누는 자리에 참석한 적이 있는데 이야기의 절반 이상은 '효과는 확실하다지만 피임약이 혹시 건강에 해롭지 않을까' 하는 걱정이었습니다. 사실 많은 의료전문가들은 피임약이 안전하다고 주장합니다. 보통의 약이 가지고 있는 정도의 사소한 부작용만 있다고 말하지요. 설사 부작용이 있다 하더라도 원치 않는 임신을 하는 것보다는 나은 거 아니냐고 반문하기도 합니다. 정확히 말하면 확실하게 안전하다기보다는 위험하다는 명확한 증거가 없는 것으로, 더 많은 연구가 필요하다는 것이 지금까지 나온 피임약 연구의 결론입니다. 2014년 뮌헨에서 열린 유럽생식내분비학회(European Society of Human Reproduction and Endocrinology, ESHRE)에서 덴마크 코펜하겐 대학 병원의 피터슨(Kathrine Birch Petesen) 박사는 피임약 복용이 난소예비력을 감소시킨다는 연구 결과를 발표하기도 했습니다.

100만 명이 넘는 덴마크 여성들을 추적 조사한 대규모 연구에서는 경구피임약 같은 호르몬제 피임법을 사용한 여성들, 특히 15~19세 여성 청소년의 우울증 발병 위험이 뚜렷하게 높았습니다. 피임약은 혈전 응고 위험을 높이기도 합니다. 심한 경우 정맥에 생긴 혈전이 폐로 가는 혈관을 막아 사망에 이르기도 하지요. 이 때문에 35세 이상 흡연자는 경구피임약을 복용하지 말도록 제한하고 있습니다.

거창한 '부작용'만 중요한 것은 아닙니다. 의사들이 말하는 부작용과 환자가 우려하는 부작용이 다를 수 있지요. 이를테면 피임약을 복용하는 중에 나타나는 기능성 자궁출혈, 소화장애나 두통, 피임약 중단 후 월경불순 등을 의료인들은 피임약 복용 중에 흔히 나타날 수 있는 사소한 증상으로 여기곤 하지만 당사자인 여성들에게는 피임약을 복용하지 않았더라면 겪지 않아도 되었을 뚜렷한 일상의 불편이니까요. 원치 않는 임신과 비교하는 담론도 오류가 있습니다. 피임약이 피임의 유일한 도구라면 확률이 낮은 부작용을 감수할 수도 있겠지요. 하지만 콘돔처럼 안전하면서도 효과가 뛰어난 다른 피임법이 있는데 굳이 불편함과 부작용을 무릅쓰면서까지 피임약을 고집할 필요가 있을까요? 또한 피임약 복용은 월경이 보내는 내 몸의 메시지, 즉 여성의 지혜를 차단할 수 있습니다. 불규칙한 월경, 심한 월경통, 월경량의 변화는 여성의 건강 상태를 알려 주는 바로미터와 같은데 외부 호르몬제로 월경을 조절하다 보면 내 몸의 건강 상태를 반영하는 미묘한 변화를 일찍 알아차리지 못하고 건강이 악화될 우려가 있지요.

자, 이제 당당히 피임을 이야기하세요. 가짜 상품 정보가 붙어 있는 콘돔을 은밀히 배송받거나 죄 지은 사람처럼 고개를 숙인 채 피임약을 구입하지 마세요. 나에게 맞는 효과적인 피임법을 찾고, 친구들과 피임의 경험을 자유롭게 공유하고, 나를 잘 아는 주치의와 편하게 상담할 수 있다면 그것이 가장 좋은 방법입니다. 모르는 척, 얼렁뚱땅 행하면 답이 없습니다. 꼼꼼하게 잘 따지고 성실히 실천하여 부디 계획하지 않았던 임신으로 눈앞이 깜깜해지는 일이 없길 바랍니다.

재미있는 이야기로 시작해 볼까? 청소년의 성경험을 연구하는 한 학자가 10대들에게 왜 섹스를 하는지 물었다더구나. 우문에 현답이 돌아왔지.

"어른들과 같은 이유예요."

이야기를 듣고 나도 모르게 고개를 끄덕였단다. 그렇지. 섹스는 몸과 마음이 원하는 당연한 욕구지. 한의학에서도 "여자는 14세가 되면 충임맥(衝任脈)이 왕성해지고, 남자는 16세에 정기(精氣)가 충만해진다"며 신체의 성숙과 발달 과정을 서술하고 있거든. 물론 몸이 발달했다고 모두가 바로 성적 활동을 시작하는 건 아니야. 이팔청춘 춘향과 몽룡이는 눈 맞은 첫날에 뜨거운 밤을 보냈지만, 몸이 성숙하고도 성경험을 얼마나 유예할지는 사회문화적 환경과 개인의 주체적 판단에 따라서 차이가 많단다. 만약 사랑하는 사람을 만났고 성관계를 맺어도 된다고 스스로 판단을 내렸다면 오케이! 하지만 어떤 순간에도 잊지 말아야 할 것은 '피임'이야. 한 우주를 품어 세상에 내보내고 돌볼 준비가 되어 있지 않다면 말이야.

여러 가지 다양한 피임법 중에서 내가 가장 강력하게 추천하는 건 '콘돔'이야. 피임법을 선택할 때 중요하게 고려해야 하는 것이 안전성, 효과 그리고 접근성인데, 이 세 가지를 모두 만족시키는 것이 콘돔이란다. 일단 콘돔은 구하기 쉽잖아. 약국이나 편의점, 자판기, 요즘은 홈쇼핑에서도 쉽게 구할 수 있어. 병원에서 의사 처방전을 받아야 하는 것도 아니고 술이나 담배와는 달리 주민등록증 보자는 이야기도 안 해. 청소년도 구입할 수 있도록 허가되어 있거든. 가격도 저렴하고 말이야.

가장 중요한 것은 콘돔의 안전성이야. 15년 넘게 여성 건강을 살피는 한의사로 살아온 내가 여성의 편에 서서 콘돔 사용을 강력 추천하는 이유지. 콘돔은 먹는 피임약이나 몸에 삽입하는 이식형 피임약 그리고 피임패치 등과는 달리 여성의 몸에서 자연스럽게 분비되는 호르몬을 교란시키지 않거든. 게다가 에이즈, 임질, 클라미디아(chlamydia) 등의 성병을 예방할 수 있는 유일한 피임법이기도 해. 콘돔은 피임 효과도 확실해. 사용 방법만 잘 익히고 지킨다면 임신을 98퍼센트 피할 수 있지.

그럼 먼저 주의사항을 살펴볼까? 우선 포장지를 뜯을 때 주의해야 해. 뾰족한 손톱으로 잘못 뜯으면 콘돔이 손상될 수도 있거든. 60마이크로미터 크기의 정자가 콘돔 사이로 빠져나가면 도로아미타불이잖아.

콘돔을 어떻게 끼는지는 알아? 요즘 제대로 된 성교육에서는 콘돔 착용법을 알려 주는 실습도 해 본다고 하더라. 일단 콘돔은 성 접촉이 있기 전, 음경이 발기된 이후에 착용해야 해. 사정을 하기 전에도 성적 흥분이 일어나면 남성의 성기에서는 쿠퍼액이라는 분비물이 나오는데 적은 양이기는 하지만 정자가 포함되어 있거든. 가장 중요한 것은 콘돔 앞부분에 있는 공기를 빼야 한다는 거야. 여기는 사정된 정액이 모이는 곳인데 공기가 꽉 차 있으면 사정하면서 콘돔이 터질 수 있거든. 완전 낭패지. 관계가 끝난 뒤에도 콘돔 끝을 잘 잡은 채로 조심조심 제거해야 해. 잘못하면 콘돔이 빠지면서 정액이 질 속으로 들어갈 수 있으니까. 참, 콘돔에도 유통기한이 있다는 거 아니? 보통 3~5년 정도 되는데 콘돔은 열이나 햇빛에 약하기 때문에 지갑이나 주머니 속에 한 달 이상 넣어 두었다면 사용하지 않는 게 좋아.

다음은 먹는 피임약에 대해 알아보자. 약국에서 구입할 수 있고 피임 효과는 가장 확실해. 하지만 지속적인 성관계를 하는 경우가 아니라면 단점이 좀 많지. 일단 귀찮잖아. 어쩌다 한 번 성관계를 하는데 하루도 빠짐없이 먹어야 하니까. 깜빡 잊고 빠뜨리면 피임 효과도 약해질 뿐 아니라 불규칙한 질 출혈이 있을 수도 있거든. 사람에 따라 소화불량, 메스꺼움, 두통 등이 나타나는 경우도 있고 말이야. 지속적인 성관계를 하는 상대가 있는 경우 '남자의 피임을 믿을 수 없다'고 생각한다면 피임약 복용을 고려할 수 있어. 다만 이 경우에도 잊지 말아야 할 것은 피임약 복용 중에 하는 월경은 배란이 되는 정상 월경은 아니라는 사실이야. 피임약에 들어 있는 호르몬의 작용으로 자궁내막이 두꺼워졌다 탈락하는 주기적인 자궁출혈일 뿐이지. 그러다 보니 피임약을 복용하는 중에는 월경 날짜도 규칙적이고 월경통도 별로 없어서 나는 아주 건강하다고 자만하기 쉬운데, 사실은 몸의 건강을 예민하게 반영하는 월경 변화의 신호를 놓칠 우려가 있어. 흡연자라면 피임약 복용으로 몸에 혈전이 생길 위험이 높아지기도 한단다. 그러니 앞으로 피임약 복용을 마음에 두더라도 건강을 위해서라면 꼭 내 몸을 잘 아는 의사와 상담한 뒤에 결정하는 것이 좋아.

이런저런 눈치 볼 것 없이 가장 속 편하게 실천할 수 있다는 이유로 '자연주기법'이나 '질외사정'을 선택하기도 하는데, 이건 한마디로 실패하기 쉬운 도박이야. '설마……' 하는 마음의 결과가 임신이라면 너무 당황스럽지 않겠니? 먼저 자연주기법은 배란일 앞뒤로 5일씩, 약 열흘간 성관계를 안 하는 건데 배란이라는 게 너무 변동이 많거든. 규칙적으로 28일 주기로 월경을 하던 사람도 피곤하거나 스트레스를 받으면 배란이 뒤죽박죽되기도 하고 말이야. 요즘 스마트폰에 '생리 어플'을 다운받아 많이 사용하는데 여기서 알려주는 임신 가능 기간만 믿고 자연주기 피임을 했다가는 눈앞이 깜깜해지는 일이 생길 수도 있어. 몇 달간의 월경주기 평균을 계산한 결과일 뿐 배란은 매달 예외의 가능성이 많으니까.

질외사정은 어떨까? 성관계를 하다가 사정 직전에 관계를 중단하고 질 밖에 사정하는 방법인데 남성들이 선호하는 피임법이라고 하더라. 하지만 감언이설에 속지 마. 실패율이 너무 높거든. 일단 남성의 극기에 가까운 절제력이 필요하고, 앞에서도 말했듯이 사정전에 나오는 쿠퍼액에 미량의 정자가 포함되어 있기도 하고, 질 주변에 사정된 정자가 자궁경부 점액을 타고 자궁 안으로 들어갈 수도 있어. 콘돔은 성감이 안 좋다며 남성들이 선호하지 않는다는데, 질외사정을 자주하면 '조루'의 원인이 될 수도 있다고 말해주렴.

나름 노력한다고 했는데도 불의의 사고로 피임에 실패했다면 '응급피임약'이라 불리는 사후피임약 복용을 고려하도록 해. 사후피임약은 고농도의 호르몬제로 배란을 방지하는 작용이 있어. 의사에게 처방받아야 하는 전문의약품이라서 꼭 병원을 방문해야 해. 성관계 뒤 24시간 이내에 복용하면 95퍼센트, 48시간 이내에 복용하면 85퍼센트, 72시간 이내에 복용하면 58퍼센트의 피임 효과가 있으니 가급적이면 빨리 복용하는 게 효과적이란다. 사후피임약은 일반 피임약에 비해 호르몬 용량이 약 10배가량 높은 '호르몬 폭탄'이야. 그래서 약을 먹고 나면 메스꺼움, 두통 등이 나타나기도 하고 호르몬 균형이 깨지면서 불규칙 출혈, 월경불순이 발생할 수도 있어. 그러니까 정말 '응급 상황'일 때만 복용해야 해. 평소에 피임을 안 하다가 매번 이 약으로 해결하려는 건 매우 위험한 생각이야.

이 모든 노력에도 불구하고 피임에 실패했다면 혼자 끙끙대지 말고 엄마나 믿을 수 있는 어른을 찾아가렴. '다리몽둥이 부러질' 걱정 같은 건 하지 않아도 돼. 엄마들이 마음 쓰는 건 그저 딸들의 건강이고 상처 입은 마음이란다. 지혜를 모아 함께 의논하고 방법을 찾아보면 돼. 언제든, 어떤 상황에서든 우리는 너희 편이니까. 사랑한다, 딸들아!

Part
2

기적 마중

엄마가 된다는 것

임신 잘하는 비법

초경을 시작하고 1~2년쯤 지나 규칙적인 월경주기가 자리 잡으면 임신이 가능해집니다. 물론 어디까지나 '생물학적'으로 그렇다는 말입니다. 남자를 만나야 임신을 하는 거고 설령 사랑하는 사람이 곁에 있더라도 공부, 취업, 연애, 결혼 등 임신을 미뤄야 하는 이유는 수십, 수백 가지가 넘습니다. 그러다 보니 가임기가 시작되고 10년이 훨씬 지나도록 여성의 관심은 임신보다는 피임에 치우쳐 있습니다. 내가 마음을 안 먹어서 그렇지 결심만 하면 언제든지 쉽게 임신할 수 있을 거라고 생각하죠. 하지만 막상 임신을 하려고 하면 생각만큼 쉽지 않습니다. 누구는 얼굴만 쳐다봐도 임신이 된다는데 스마트한 어플을 켜고 초음파 검사, 배란 검사 등등 첨단기술을 다 동원해 봐도 이번 달도 어김없이 월경을 시작합니다. 한 달, 두 달 시간이 지날수록 마음은 초조해지는데 혹시 임신 잘하는 비법 같은 건 없을까요?

진화인류학자들은 원시환경에 적합한 몸으로 그때와는 전혀 다른 환경에서 살아가는 '몸과 환경의 불일치(mismatch)' 때문에 여성의 생식력이 약해지고 있다고 주장합니다. 일리 있는 설명이지요. 진화의 과정에서 가장 중요한 것은 내 유전자를 가진 자손을 남기는 '성공적인 재생산'입니다. 따라서 살아남은 인류라면 이미 임신과 출산에 최적화된 몸을 가지고 있다고 볼 수 있습니다. 문제는 생식 기능을 주관하는 디폴트(default) 환경이 지금 우리가 살고 있는 현대가 아니라 인류가 수렵-채집인으로 살던 원시시대라는 점이지요.

인류의 역사를 조금 더 자세히 살펴보겠습니다. 약 400만 년 전, 현생 인류의 조상 오스트랄로피테쿠스가 등장한 이래 우리는 진화의 역사 대부분을 수렵-채집인으로 살아왔습니다. 드넓은 사바나 초원을 뛰어다니며 사냥을 통해 먹이를 구하고, 야생의 식물이나 열매를 채집해 한 끼 식사로 삼았지요. 작은 공동체 안에서 가족과 친지들이 서로를 돌보는 단순한 생활을 하기도 했습니다. 그러다 14,000여 년 전 농경생활이 시작되면서 전통적인 삶에 대격변이 일어났습니다. 농사를 지어 삼시 세끼 필요한 곡식을 재배하고 가축을 기르면서 더 이상 음식을 찾아 떠돌지 않아도 되는 정착생활을 하게 된 것이지요. 산업화 이후에는 자고 일어나면 딴 세상이 온 것처럼 변화는 더욱 빨라졌습니다.

햇수로 따지면 농경시대 이후 10,000여 년은 긴 시간일 수 있지만, 긴 진화의 역사에서 보면 하루 중 단 5분, 아주 짧은 순간에 불과합니다. 대부분의 시간을 수렵-채집인으로 살아왔던 우리 몸이 적응하기에는 턱없이 부족한 시간이지요. 그래서 우리 몸은 고군분투하고 있습니다. 게다가 늦은 나이까지 생식을 미루다 보니 과거에는 숨 쉬고 밥 먹는 일처럼 당연하던 임신이 공을 들여야 가능한 과제가 되어 버린 겁니다. 임신을 기다리고 있다면 우리 몸이 가장 익숙하게 여기는 고대의 삶, 선조들의 지혜를 빌리세요. 그 속에 건강한 임신의 비법이 담겨 있습니다.

"당신이 먹는 것이 바로 당신(You are what you eat)"이라는 말처럼 나의 몸은 내가 매일 먹는 음식으로 구성됩니다. 임신 비법 중 으뜸인 '건강한 몸'을 만들고 유지하는 데 가장 중요한 역할을 하는 것도 음식입니다. 임신에 좋다는 이런저런 음식들이 있지만 인류의 역사에서 가장 오랫동안 성공적인 재생산의 에너지로 사용된 건 '석기시대 다이어트'입니다.

인류 조상들의 식단을 한번 살펴볼까요? 가장 중요한 특징은 풍부한 육류 섭취입니다. 부족에 따라 다르기는 하지만 음식의 약 20~65퍼센트가 고기였다고 합니다. "아니, 웬 뚱딴지같은 소리? 건강을 위해서는 고기를 줄이라고 하는데……"라고 반문할지도 모르겠습니다. 여기서 한 가지 짚고 넘어가야 할 것은 석기시대 육류는 지금 우리가 먹는 고기와는 질적으로 다르다는 사실입니다. 사냥으로 잡은 야생동물은 집에서 기르는 가축과는 달리 기름기가 아주 적은 고단백 저지방 음식입니다. 똑같은 고기 한 근을 먹더라도 요즘 먹는 고기는 기름기가 많아 살찌기 쉽고 혈액순환을 방해하지만 야생의 고기는 그렇지 않지요. 더 위험한 것은 산업사회에서 행해지는 공장식 축산입니다. 좁은 철창에 갇혀 꼼짝달싹 못하며 가축이 받는 스트레스와 빨리빨리 자라라고 주사하는 성장호르몬제는 음식을 통해 여성의 몸에 들어와 호르몬 분비를 교란시키는 내분비교란물질로 작용합니다. 육식 자체가 문제가 아니라 건강하지 않은 고기가 여성의 생식건강을 위협하는 것이죠. 건강한 환경에서 자란 적당량의 고기를 기름기 제거하고 먹는다면 임신에 도움이 됩니다. 오히려 완전 채식을 하는 경우 여성호르몬 분비가 감소한다는 여러 연구가 있습니다. 식물성 에스트로겐을 많이 함유한 클로버 벌판에서 자란 소나 양에게서 불임이 많고, 치타와 메추라기에게 식물성 에스트로겐이 많이 함유된 사료를 먹이니 생식 기능이 억제됐다는 실험 결과가 그것입니다. 채식이 난소호르몬 분비를 억제하기 때문에 엄밀함을 중시하는 임상연구에서는 채식하는 여성을 연구 대상에서 제외하기도 합니다. 그렇다고 임신을 하려면 채식 대신 고기만 먹으라는 말이 절대 아닙니다. 늘 너무 과한 것이 문제지요. 채소와 과일은 누가 뭐래도 생식건강을 돕는 대표적인 음식입니다. 2016년 연구에서는 콩 제품을 많이 먹은 여성들이 환경호르몬 비스페놀A의 임신 방해

효과를 상쇄하여 시험관 임신 성공률을 높였다는 보고도 있습니다. 수렵-채집인 조상들이 다양한 종류의 씨앗, 과일, 견과류 등을 섭취했다는 것도 기억하세요. 우리 조상들은 빠르게 혈당을 높이는 정제된 탄수화물을 먹을 일이 거의 없었고, 음식도 햇빛을 듬뿍 받아 미네랄, 비타민 함량이 지금보다 훨씬 높았습니다. 물론 살충제, 농약 걱정도 없었지요.

다낭성난소증후군을 악화시키는 백설탕, 흰 밀가루 등의 정제된 탄수화물, 자궁근종·자궁내막증·난임·유산 위험을 높이는 패스트푸드와 즉석식품 등은 진화적 몸에는 매우 낯선 음식입니다. 다시 사냥을 하고 채집을 하면서 석기시대 식단으로 돌아갈 수는 없지만 건강한 임신을 원한다면 우리 몸에 가장 익숙한 그 시대의 식단을 참고하는 지혜가 필요합니다. 건강한 환경에서 자란 가축의 고기와 달걀, 청정해역에서 생산된 생선과 해산물, 다양한 종류의 유기농 채소와 과일, 정제되지 않은 통곡물을 많이 섭취하고 트랜스지방, 정크푸드, 가공음식을 가급적 피한다면 임신 가능성은 훨씬 높아집니다.

건강한 임신을 위해 중요한 또 하나의 축은 노동입니다. 우리의 몸은 매일 먹는 음식으로 에너지를 만들고, 일하는 동안 에너지를 소비하며, 남는 에너지로 생식을 하니까요. 그렇다면 어떻게 일해야 생식건강을 해치지 않고 건강하게 임신할 수 있을까요? 진화의 역사에서 우리 몸이 가장 익숙하게 느끼는 노동의 방식은 무엇일까요? 타임머신을 타고 과거로 돌아갈 수는 없지만 세계 각지의 전통부족을 관찰·연구한 인류학자들의 기록에서 조상들의 삶의 방식을 유추해 볼 수 있습니다. 다음은 수렵-채집인으로 살고 있는 아프리카 쿵족 여성들의 일상입니다.

동이 트자마자 두 자매가 먼 길을 나섭니다. 커다란 바구니를 들고 젖먹이 아이는 옆구리에 꼭 매달았습니다. 한 시간 반을 걸어 들판에 도착한 여인들은 콩과 나물, 나무뿌리를 바구니에 담고, 덩굴에서 딸기를 따고 나무의 수액을 채집합니다. 바구니에 수확물이 가득 차자 오늘의 노동을 끝내고 나무 그늘 아래에서 아이에게 젖을 물리며 휴식을 취합니다. 한쪽에는 먹거리가 가득한 바구니를, 다른 한쪽에는 젖먹이 아이를 메고 해가 지기 전에 서둘러 마을로 돌아갑니다.

『구석기식 처방』(보이드 이튼 외, 신일북스, 2007)

남성이 '사냥꾼'의 역할을 했다면 여성은 '채집자'로서 가정 경제에 기여합니다. 인류의 역사에서 여성의 몸에 가장 익숙했던 노동 방식은 첫째, 먹거리를 구하기 위해 먼 거리를 걸었고, 그날 거둔 수확물을 집으로 가져와야 하기 때문에 상당한 근력과 지구력이 필요했습니다. 둘째, 원하는 시간에 일주일에 며칠만 일하는 유연한 노동이었습니다. 셋째, 해가 떠 있는 동안만 일했습니다.

많이 걷고 움직인 조상들에 비해 현대인들은 대부분의 시간을 앉아서 보냅니다. 자동차로 출근하고 종일 책상에 앉아 컴퓨터와 씨름하다가 퇴근해서는 텔레비전 앞에 앉아 하루를 마무리하는 경우가 대부분이죠. 움직이지 않으니 과도하게 살이 찌기 쉽습니다. 비만은 임신을 방해하는 중요한 인자입니다. 많이 움직이지는 않지만 쉴 새 없이 일하는 현대인의 과도한 노동 또한 생식건강을 해치죠. 피임하지 않는 부족들의 임신과 출산율을 살펴보니 임신이 잘되는 계절이 따로 있었습니다. 히말라야 산간 지방 타망(Tamang)족 여성들은 농사와 목축의 강도가 높은 몬순 시기에 배란성 월경 비율이 낮았습니다. 에티오피아에서는 수도가 설치되면서 여성들이 무거운 물을 나르는 일을 중단하자 임신율이 매달 3배 이상 증가했다는 연구 결과도 있었지요.

노동 시간과 강도만 중요한 것이 아닙니다. 밤낮 구분 없이 일하는 근무 형태, 즉 야근과 교대근무는 여성의 생식건강을 심각하게 위협합니다. 밤낮이 바뀌는 생활이 생체시계를 교란하면서 호르몬 분비에 이상을 일으키기 때문이지요. 교대근무 여성에게서 난임 위험이 80퍼센트나 높고 월경불순이나 유산 위험이 크며, 야간근무 여성의 유방암 발병률이 40퍼센트나 높다는 연구 결과는 자연의 흐름을 따르는 노동이 생식건강에 얼마나 중요한지를 입증합니다.

석기시대에 채집자 역할을 했던 여성들의 생활방식을 고려한다면 많이 걷는 유산소운동과 무거운 바구니 운반과 비슷한 웨이트트레이

닝이 건강 유지에 도움이 됩니다. 하지만 임신을 준비한다고 갑작스럽게 무리한 운동을 시작하는 것은 오히려 해가 될 수 있지요. 운동이 난소 기능에 미치는 영향을 살펴보기 위해서 뉴잉글랜드 여름캠프 운동 프로그램에 참가한 여성들의 난소호르몬 변화를 살펴보았는데, 5주 동안 하루 6.5~16킬로미터 정도 달린 뒤에 난소호르몬 분비가 눈에 띄게 줄었다고 합니다. 임신을 위해서는 격렬하고 힘든 운동보다 가벼운 운동을 꾸준히 하는 것이 좋습니다. 재미있는 운동을 찾아 즐겁게 한다면 임신을 방해하는 스트레스까지 풀 수 있으니 효과는 두 배가 되죠. 걷거나 자전거를 타면서 하체를 많이 움직이면 골반 내 순환이 좋아지니 자궁과 난소 건강에 도움이 됩니다. 백팔배 절하기나 요가처럼 몸과 마음의 균형을 잡아 주는 운동도 임신을 기다리는 시기에 좋은 운동입니다. 수영은 전신 근육을 튼튼하게 해 주는 좋은 운동이지만 월경통이 심하거나 배가 찬 여성이라면 임신할 때까지 잠시 미루는 게 좋습니다.

임신의 비법은 건강한 일상에 달려 있습니다. 자연의 흐름을 따라 먹고 일하는 '웰빙(well-being)'. 화려하고 세련된 방식은 아닐지라도 이런 생활 태도는 인류의 역사에서 우리에게 가장 익숙한 삶의 방식입니다. 하늘과 땅의 기운을 가득 담은 음식으로 내 몸에 풍부한 영양을 공급하고, 몸을 혹사하지 않는 적절한 노동과 운동으로 일상을 채운다면 원하는 시기에 건강한 임신을 할 수 있습니다.

환경호르몬 비스페놀A는 어떻게 임신을 방해할까?

환경호르몬은 산업활동을 통해 만들어지는 화학물질로 인체에 흡수되어 내분비계에 혼란을 일으키는 '내분비교란물질'의 다른 이름입니다. 환경호르몬이 인체에 미치는 영향은 매우 광범위하지만 특히 호르몬이 중요한 역할을 하는 생식건강을 크게 해칩니다. 호르몬이 결합할 자리에 외부에서 들어온 환경호르몬이 대신 자리를 잡고 마치 호르몬처럼 작용하니 인체에서 분비되는 진짜 호르몬이 제대로 기능을 못하게 되지요. 비스페놀A, 프탈레이트, 살충제나 제초제, 다이옥신 등이 대표적인 환경호르몬입니다.

비스페놀A는 플라스틱을 투명하게 만드는 작용을 하여 플라스틱 용기나 일회용품에 많이 포함되어 있습니다. 통조림 캔 안쪽에 도포되어 있으며, 영수증의 코팅제로도 사용됩니다. 미국인의 90퍼센트 이상에서 비스페놀A가 검출되었다는 보고가 있는데 난포액과 양수, 모유에서도 검출되는 것으로 보아 엄마 배 속에서, 또는 모유수유를 통해 아주 일찍부터 노출되는 것으로 보입니다.

비스페놀A는 에스트로겐과 유사한 분자구조를 가지고 있어 성조숙증, 다낭성난소증후군, 자궁근종 등의 위험을 높입니다. 난임, 유산 등 건강한 임신을 방해하는 주요 인자로 알려져 있지요. 소변검사에서 비스페놀 농도가 가장 높은 그룹의 여성이 착상에 실패할 확률이 비스페놀A 농도가 가장 낮은 그룹의 여성보다 2.11배나 높은 것으로 나타났습니다. 비스페놀A 농도가 높은 여성은 임신이 되더라도 유산 위험이 높습니다. 비스페놀A 농도가 가장 높은 그룹 여성들이 가장 낮은 그룹 여성들에 비해 유산율이 1.83배 높았고, 특히 태아 염색체에 이상이 없는 임신에서는 무려 3.33배나 높은 유산율을 보였습니다. 비스페놀A는 여성뿐 아니라 남성의 생식력도 해칩니다. 2014년 『임신과 불임』에 발표된 연구 결과를 보면 보조생식술을 진행 중인 남성 149명의 소변을 분석한 결과 98퍼센트에서 비스페놀A가 검출되었고, 비스페놀A 농도가 높을수록 정자 수와 활동성이 감소한 것으로 나타났습니다.

프탈레이트는 플라스틱을 부드럽게 만드는 가소제로 많이 사용됩니다. 인공 향을 내는 화장품, 향수, 세제 등에 자주 포함되지요. 항남성호르몬 작용을 해서 남자아이가 프탈레이트에 노출되면 잠복고환, 요도하열, 여성형 유방이 생길 위험이 높고, 여자아이에게는 성조숙증이 나타납니다. 살충제나 잔류농약이 많이 포함된 음식을 섭취했을 때 정자에 이상이 생길 위험이 높아진다는 연구 보고도 있습니다.

생식건강을 위협하는 환경호르몬 노출은 완전히 피할 수는 없어도 조금만 불편해지면 줄일 수 있습니다. 플라스틱이나 일회용 컵 대신 유리 용기를 사용하고, 캔에 들어 있는 통조림보다는 병에 들어 있는 음식을 선택하세요. 간편하게 전자레인지에 돌리는 일회용 음식은 먹기에는 편리하지만 건강을 생각한다면 신선음식으로 바꾸는 게 좋겠죠. 가급적 건강한 환경에서 자란 육류, 농약 걱정 없는 유기농 채소나 과일을 선택하는 것도 생식건강을 지키는 방법입니다. 꼭 필요한 영수증이 아니라면 버리는 게 좋고, 보관해야 하는 영수증은 손이 쉽게 닿지 않게 따로 봉투에 넣어 두는 것이 좋습니다.

마음의 문이 열릴 때

세상에는 안 가르쳐 줘도 으레 알겠거니 하는 일들이 있습니다. 임신이 그렇지요. '아이 만드는 법'은 가르쳐 주는 사람, 배우는 사람 따로 없어도 다들 잘 낳고 삽니다. 그런데 정말 그럴까요? "아니요!"라고 손을 번쩍 들고 싶은 분들 많을 겁니다. 내가 제대로 잘하고 있는 건지, 그런데 왜 임신은 안 되는 건지 생초보 부부들은 궁금한 게 많은데 마땅히 물어볼 사람은 없고, 부부 간의 은밀한 사생활을 가르쳐 주는 데도 없지요. 그러다 보니 온라인상에서는 '카더라' 통신이나 익명의 '야매 선생'들이 넘쳐납니다. 건강한 임신을 위한 성생활과 그 실전 지침을 꼼꼼히 살펴보는 건 그래서 중요합니다.

하늘을 봐야 별을 따겠죠? 그런데 아무 때나 본다고 별이 따지는 건 아닙니다. 별이 총총 빛나는 날이어야 가능합니다. 정자와 난자가 만나 생명을 이루는 운명적인 도킹의 순간, 의학적으로 임신이 가능한 시기를 '생식의 창(fertile window)'이라고 부릅니다. 사실 이 '창문'은 매우 좁습니다. 보통 배란 전 5일과 배란일을 합쳐 6일 정도를 가임기로 보죠. 피임을 한다면 이 창을 훨씬 넓게 적용해야 하지만 임신이 잘 안 되는 경우라면 촘촘하게 가임기를 잡아야 임신 확률이 높아집니다.

정자와 난자가 만나려면 정자가 여성의 질 속으로 들어와야 하고 난자도 난포막을 뚫고 나와야 합니다. 바로 배란이지요. 20~25밀리미터 크기로 자란 성숙난포는 배란이 되면서 난자를 난소 밖으로 내보냅니다. 그것은 어느 한순간, 풍선이 빵 터지듯이 난포가 터지면서 일어나는 일이라 아무리 용을 쓴다고 하더라도 그 순간을 딱 맞춰 정자가 들어가기는 어렵습니다. 어쩔 수 없이 배란기 즈음에 임신을 시도하는데, 이때도 난자를 기다리게 할 것이 아니라 정자가 배란 전에 먼저 들어가 난자를 마중해야 임신 가능성이 훨씬 높아집니다. 사정되어 질 속으로 들어간 정자는 3일 정도는 생식 능력이 충분하지만 배란된 난자는 고작 12~24시간밖에 생존하지 못하기 때문에 정자를 기다릴 시간적 여유가 없으니까요.

배란일이 언제인지 알아보는 방법은 여러 가지가 있습니다. 보통은 몇 개월간의 월경주기 데이터를 모아 평균을 내는 수학적 계산을 합니다. 요즘은 간편하게 스마트폰 앱이 알려 주기도 하지요. 교과서적으로는 다음 월경 예정일로부터 14일 전이 배란일이지만 월경주기는 매달 조금씩 달라질 수 있고, 또 주기가 규칙적이라 하더라도 배란 이후 월경까지의 기간인 황체기가 14일이 아니라 10~12일 정도로 짧을 수도 있기 때문에 날짜만 계산하다가는 헛다리를 짚을 수 있습니다. 좀 더 정확하게 배란일을 알고 싶다면 기초체온을 재 보면 좋습니다. 부인용 체온계라고 부르는 소수점 둘째 자리까지 측정할 수 있는 체온계를 준비해 아침에 일어나자마자, 화장실을 가거나 움직이지 않은 상태에서 체온계를 입에 물고 5분간 체온을 매일매일 측정하여 기록하세요. 저온이었던 체온이 0.3도 이상 갑자기 올라가면 배란이 된 겁니다. 그렇게 2주간 고온기를 유지하다가 체온이 떨어지면서 월경이 시작되죠. 배란기가 가까워지면 임신 시도를 열심히 하다가 체온이 올라가면 '아, 이제 배란이 되었구나' 하고 마음을 좀 놓아도 된다는 뜻입니다.

배란일을 예측할 수 있는 가장 정확한 몸의 신호는 바로 배란점액입니다. 배란이 가까워지면 질이 조금씩 축축해지다가 어느 순간 맑고 투명하고 끈끈한, 계란 흰자 같은 점액이 보입니다. 이것이 배란 직전에 2~3일간 나오는 자궁경부점액인데 그때가 임신의 최적기입니다. 평소에는 자궁경부가 산성을 유지하면서 정자의 침입을 방해하지만 배란기에는 자궁경부점액이 분비되면서 호의적인 환경이 만들어지고, 정자가 빠르게 자궁 안으로 이동할 수 있게 합니다. 요즘은 집에서도 쉽게 소변 검사를 통해 배란일을 예측할 수 있습니다. 배란 직전 급격하게 상승하는 황체형성호르몬을 측정하는 방법으로 진하게 두 줄, 즉 양성 반응이 나오면 앞으로 36시간 이내에 배란이 될 거라는 예보이니 부지런히 임신 시도를 하면 됩니다.

적절한 시기 못지않게 성관계의 빈도도 중요합니다. '임신 확률을 높이기 위해서는 자주 연발탄을 쏴야 한다'는 주장, '소중한 정(精)을 아끼기 위해서는 꾹 참았다가 한 번에 터뜨려야 한다'는 주장이 엇갈립니다. 여기서도 중용의 도는 중요합니다. 금욕 기간이 일주일을 넘어가면 정자의 수는 많지만 정자의 활동성이 눈에 띄게 줄어들고, 반대로 매일매일 성관계를 하면 정자의 수가 부족해지기 쉽거든요. 한의학에서도 지나친 성생활, 즉 방노과다(房勞過多)는 생식 기능을 주관하는 신 기능을 허약하게 하여 오히려 임신을 방해한다고 봅니다. 정자가 약해지지 않으면서 수정에 적합한 생식력을 유지하는 적정한 성관계 횟수는 예상 배란일을 기준으로 이틀에 한 번 정도입니다. 배란 이후보다는 배란 전이 훨씬 좋다는 사실도 기억하세요.

하지만 날짜를 딱 맞추는 '타이밍 섹스(timing sex)'가 임신에 늘 유리하지는 않습니다. 일단은 정신적인 스트레스가 너무 크죠. '사랑의 결실'이어야 하는 임신이 어느새 부담스러운 '숙제'가 돼 버리니까요. 평소에는 성기능에 전혀 문제가 없던 남성들이 "오늘 배란일이니까 준비해"라는 한마디에 갑자기 발기부전, 사정장애를 겪는다는 이야기를 진료실에서는 자주 듣습니다. 특히 여성이 성관계를 즐거워할 때 임신 확률이 높아집니다. 한의학의 고전 『부인규(婦人規)』에서는 임신이 잘되는 성생활법의 첫 번째로 '부인지동기(婦人之動機)'를 꼽습니다. '여성의 마음 문이 열릴 때', 즉 여성이 편안하고 즐거운 성관계를 해야 임신에 도움이 된다는 뜻이죠. 이 주장은 현대 과학으로도 증명된 사실입니다. 사정된 정자가 난자를 만나기 위해 질과 자궁경부를 지나 나팔관까지 헤엄쳐 가는 데는 수시간이 걸리지만, 여성이 오르가슴을 느낄 때 이 시간은 30분 정도로 단축됩니다. 여성이 즐거워하는 섹스를 위해서는 '사정' 중심의 성관계에서 벗어나야 합니다. 긴장을 푸는 즐거운 전희, 상대의 성감대를 세심하게 살피는 소통이 필요하지요. 힘만 강조하면 아무도 즐겁지 않으면서 임신도 안 되는 헛수고에 그칠 수 있습니다.

배란기뿐 아니라 평소에도 규칙적으로 섹스를 해야 임신 가능성이 높다는 연구도 있습니다. 2015년 인디애나대학 연구팀이 규칙적으로 성생활을 하는 여성들의 면역체계를 조사했는데 배란 전 난포기에는 병원균의 침입으로부터 인체를 방어하는 1형도움T세포(TH1)의 수치가, 배란 이후 황체기에는 수정란을 남으로 여겨 공격하는 대신 임신을 수용하도록 하는 2형도움T세포(TH2)의 수치가 규칙적인 성생활을 하는 여성에게서 월등히 높게 나타났습니다. 질병으로부터 몸을 보호하면서 임신 가능성을 높인다는 사실을 보여 주는 결과죠.

오랫동안 임신이 안 되면 사소한 것들에도 신경이 쓰입니다. 한 방울의 정자라도 새어 나갈까 노심초사하게 되죠. 그렇다고 로맨틱한 관계가 끝난 뒤 물구나무까지 설 필요는 없습니다. 섹스가 끝난 뒤 바로 씻지 말고 30분쯤 무릎을 세운 자세로 안정을 취하는 것으로도 충분합니다. 그 정도면 임신에 필요한 정자는 목표를 향해 거의 다 들어갔을 시간이니까요. 그렇게 신경 쓰고 노력했는데도 막상 몸을 일으키면, 심지어는 그다음 날에도 '정자가 다 나온다'며 어렵게 고민을 털어놓는 분들이 많습니다. 하지만 이때 나오는 분비물은 임신에 필요한 정자가 아니라 정액에 포함되어 있는 혈장 성분입니다. 사정된 정자가 빠른 속도로 자궁, 난관을 향해 달려가는 동안 끈끈한 젤 형태를 유지하며 질 속에 남아 있던 혈장 성분이 전립선 효소를 만나면서 물처럼 액화되어 질 밖으로 나오는 것이지요.

섹스할 때 '러브젤(love gel)'이 필요한 경우도 있습니다. 질이 너무 건조하여 통증이 심하고 성교 자체가 어려울 때는 윤활제의 도움을 받을 수도 있습니다. 이때 젤의 성분을 잘 살펴야 합니다. 화학물질 중 살정제 성분이 들어 있는 경우도 있고, 수분을 기본으로 한 윤활제는 정자 활동성을 백 퍼센트 억제하니 잘 살펴봐야 합니다.

배란일이 가까워지면 달력에 빨간 동그라미를 치는 대신 촛불을 켜세요. 재스민이나 일랑일랑 같은 아로마 향을 통해 억압된 성 에너지를 풀어 주는 것도 좋습니다. 맛있는 음식, 재미난 영화도 기분이 좋아집니다. 그런 뒤에 행복한 사랑을 나누세요. '임신은 사랑의 결실'이라는 점, 잊지 마세요.

종종 '아들 낳는 처방'이 있는지 은밀히 물어보는 분들이 있습니다. 가끔은 '딸 낳는 비법'에 대해서도 질문을 하죠. 여전히 대를 이어야 한다는 부담을 느끼는 분들도 있고, 원하는 성별의 아기를 낳고 싶기도 해서입니다. 저는 늘 이렇게 대답합니다. "확률은 50퍼센트입니다." 뾰족한 방법은 없다는 뜻입니다.

아들을 갖고 싶은, 또는 가져야 하는 절실함을 악용하며 '아들 낳는 처방'이 있다고 광고하는 사람들이 가장 많이 인용하는 문헌이 『동의보감(東醫寶鑑)』의 '전녀위남법(轉女爲男法)'입니다. 딸을 수태했더라도 3개월 안에 아들로 바꿀 수 있다는 비법이지요. 한약 처방이 제시된 것이 아니라 임산부의 침상 밑에 도끼, 수탉의 긴 꼬리, 남편의 머리카락과 손발톱 등을 두라는 지침이 적혀 있는데, 이를 의학적 사실로 확대 해석하는 것은 지나친 억측입니다. 그 당시에 유행하던 도법(道法)을 반영한 시대적 맥락으로 읽는 게 현명한 해석이지요.

인터넷상에도 성별을 가려 낳는 여러 비법들이 넘쳐 납니다. 이 중 과학적으로 가장 그럴싸한 주장은 X염색체를 가진 정자와 Y염색체를 가진 정자의 특징을 이용해서 임신 시도 날짜를 정하라는 것이죠. 아들을 낳기 위해서는 난자가 Y염색체 정자와 결합해야 하는데 Y염색체 정자는 헤엄치는 속도는 빠르지만 수명이 짧고, X염색체 정자는 느리게 헤엄치지만 오래 살기 때문에 가급적 배란일을 정확히 맞춰야 아들일 확률이 높다는 설명입니다. 호기심 많은 연구자들이 의문을 품고 연구를 진행하여, 1995년 『뉴잉글랜드의학저널』에 논문을 발표했습니다. 결과는 예상 밖이었습니다. 언제 임신을 시도했느냐와 아이의 성별은 관계가 없었고 오히려 배란일과 배란 전날에 성관계를 하여 임신했을 때 딸 확률이 높았습니다.

증명되지는 않았지만 '밑져야 본전'이니 아들 혹은 딸을 갖기 위해 이런저런 노력을 해 볼 수는 있겠죠. 하지만 '아들 낳는 한약'은 없습니다. 50퍼센트 확률에 현혹되지 말고 '건강한 임신'에 초점을 맞추는 게 현명한 선택입니다.

기적 마중

아이를 갖기로 결정하고 좋아하던 맥주도 끊고 커피도 줄이고 비타민도 꼬박꼬박 챙겨 먹는데 임신이 잘 안 됩니다. 몸에 좋다는 음식을 찾아 먹고 운동도 시작했는데 정말 이상합니다. 처음에는 피임만 안 하면 한 번에 임신이 될 걸로 생각했죠. 그런데 예정일에 월경을 시작하니 살짝 당황, 그 뒤로 '뭐든 삼세번이지' 하며 짐짓 여유로운 척했지만 한 달, 두 달 시간이 흐르니 '혹시 나도 불임?' 하는 불안이 엄습해 옵니다.

피임을 하지 않고 규칙적으로 성관계를 하는데 1년이 지나도 임신이 안 되는 경우를 의학적으로 '불임(infertility)'이라고 정의합니다. 요즘은 '임신이 불가능하다'는 어감의 불임(不姙)보다는 '임신이 어렵다'는 의미의 난임(難姙)이라는 말을 더 많이 쓰죠. 처음에는 부정적인 의미를 거부하는 당사자들의 요청으로 사용하기 시작했지만 실제로도 임신이 절대 불가능한 경우는 극히 드물기 때문에 난임이 더 적확한 표현이기도 합니다. 개인적으로는 난임을 '아직 임신이 안 된 한때의 경험'으로 풀어서 부르고 싶습니다. 고정된 질병으로 명사화하면 위압적으로 느껴져 의학적 처분을 기다리게 되지만 이렇게 풀어 놓으면 스스로 개입하여 할 수 있는 일이 훨씬 많아지니까요.

피임을 하지 않으면 한 번에 바로 임신이 될 것 같지만 실상은 그렇지 않습니다. 건강한 남녀가 배란일을 정확히 맞추더라도 임신할 수 있는 가능성은 겨우 25퍼센트 정도입니다. 매달 임신율이 누적되어 1년이면 그중에서 약 85퍼센트의 여성이 임신을 하지요. 불임을 정의할 때 '1년'이라는 기간을 기준으로 삼는 것도 이러한 통계를 바탕으로 한 겁니다. 여기에 한 가지 전제가 더 있습니다. '규칙적인' 성생활이 그것이죠. 얼마나 자주 성관계를 해야 규칙적이라고 할 수 있는지 기준이 정해져 있지는 않지만 평균 주 2~3회 정도, 특히 배란일 즈음에 자주 관계를 할 수 있어야 임신 확률이 높아집니다. 주말부부로 가끔 만나거나, 야근이나 회식으로 바쁘고 스트레스가 높아 자주 성관계를 못한다면 피임을 하지 않고 1년이 지났어도 불임이라고 할 수는 없습니다. 부부가 좀 더 자주 만나 노력을 해야지요.

임신을 하기 위해 피임을 하지 않고 날짜를 맞춰 보기도 하고 그러다 가끔은 놓치기도 하면서 1년 정도 지났는데 임신이 안 되었다면 예방 차원에서 난임 검사를 받아 보는 것이 좋습니다. 혹시라도 치료를 서둘러야 할 심각한 문제가 있지 않은지 한 번 살펴보기 위해서지요. 35세가 넘으면 난소 기능이 빠르게 저하되므로 조금 서둘러서, 임신을 시도한 지 6개월이 지나면 검사를 시작하는 게 좋습니다.

여성의 난임 검사는 호르몬 검사, 나팔관 검사, 초음파 검사를 기본으로 하여 월경주기에 따라 진행합니다. 월경 시작 2~3일째 혈액 검사를 하여 호르몬 수치를 살피죠. 난포자극호르몬(Follicle Stimulating Hormone, FSH), 황체형성호르몬(Luteinizing Hormone, LH), 에스트로겐 등 여성호르몬 분비는 월경주기에 따라 크게 변하기 때문에 월경을 시작하자마자 검사해야 정확한 기저호르몬 수치를 알 수 있습니다. 요즘은 항뮬러리안호르몬(Anti-Mullerian Hormone, AMH) 검사를 함께하여 '난소 나이'라고도 부르는 남아 있는 난소예비력을 파악하기도 합니다.

월경이 끝나고 배란이 되기 전, 즉 월경 시작일로부터 약 7일째가 되면 자궁-난관조영술(나팔관 검사)을 합니다. 질 속으로 조영제를 넣어 자궁을 지나 난관으로 빠져나가는 과정을 엑스레이로 촬영하는 검사지요. 난관은 정자와 난자가 만나 수정되는 장소인데 폭이 1센티미터 미만으로 아주 좁아 염증이나 골반결핵, 수술 후유증 등으로 막히는 경우가 종종 있습니다. 양쪽 난관이 모두 막혔다면 정자와 난자의 만남 자체가 불가능하기 때문에 자연적으로 임신하기가 어렵습니다. 난관폐색은 특별한 증상 없이 발생하기 때문에 반드시 검사를 통해 난관의 소통 상태를 확인해 볼 필요가 있습니다. 마지막으로 초음파 검사를 통해 자궁, 난소의 상태를 확인합니다. 자궁이나 난소가 제 위치에 잘 있는지, 혹시 물혹이나 근종 등은 없는지 살피고, 배란일 직전에는 곧 배란이 될 우성난포를 확인하여 예상 배란일을 알려 주기도 하지요. 자궁내막이 착상하기에 적합한 두께인지도 볼 수 있고요.

여성의 난임 검사가 월경주기별로 복잡하게 이루어지는 데 비해 남성은 정액 검사 한 가지만으로 생식건강에 대한 중요한 정보를 얻을 수 있습니다. 그래서 여성보다 남성이 먼저 검사를 받는 것이 효율적입니다. 정액 검사에서는 정자의 수, 활동성, 모양을 주로 살피는데 3~5일 정도 성관계를 하지 않은 상태에서 검사를 받아야 정확한 결과를 얻을 수 있습니다. 어제 관계한 뒤 오늘 검사를 하면 정자 수가 적게 나오고, 반대로 금욕 기간이 너무 긴 상태에서 검사하면 정자의 활동성이 떨어질 수 있으니까요.

단계별 난임 검사를 끝내고 나서 다행히 부부 양쪽에 아무 이상이 없다는 결과를 받았다면 몸을 건강하게 만들면서 조금 더 기다려 봐도 괜찮습니다. 누적 임신율을 2년으로 늘려 보면 임신 확률은 약 93퍼센트 정도가 되거든요. 그런데 일단 원인이 있든 없든 '난임'의 범주에 들어갔다고 생각하면 마음이 조급해기 마련입니다. 그래서 아무 이상이 없다는 진단을 받고도 치료를 서두르게 되지요. 일반적으로 가장 먼저 선택하는 난임 치료가 클로미펜(clomiphene) 등 배란유도제를 복용하며 배란을 돕고 배란일에 맞춰 임신을 시도하는 방법입니다. 배란유도제 클로미펜에는 규칙적으로 배란을 시켜 주는 장점이 있지만 항에스트로겐 작용이 있어 자궁경부점액이 나빠지거나 자궁내막이 얇아지는 부작용이 있습니다. 자궁경부점액에 이상이 생기면 정자가 경부점액을 타고 통과해 난자를 만나러 가기 어려워지고 얇은 자궁내막은 착상에 불리합니다. 따라서 배란 장애나 다낭성난소증후군 등으로 배란이 불규칙한 여성은 배란을 유도하는 배란유도제의 장점을 취하는 것이 임신에 유리하지만, 원래부터 배란이 잘 되던 여성이라면 별이득 없이 단점만 부각될 뿐이지요.

그다음으로 선택하는 치료는 과배란 인공수정입니다. 난소를 과자극하는 호르몬 주사로 여러 개의 난포를 자라게 한 뒤 배란일에 맞춰 정액을 채취하고 그중에서 좋은 정자를 골라 자궁 가까이 깊숙한 곳으로 넣어 주는 시술입니다. 자궁경부점액이 좋지 않아 정자 통과를 방해하거나 정자가 약해 생식력이 떨어질 때 임신을 돕는 방법이지요. 체외에서 수정을 시켜 주는 시험관 시술과 달리 난관에서 정자와 난자가 만나 수정란을 만들어야 하니 한쪽이라도 난관 소통 상태가 좋아야 인공수정을 시도해 볼 수 있습니다.

아무런 이상이 없는데도 배란유도나 인공수정에서 몇 번 실패하고 나면 나도 모르는 사이 시험관 시술을 눈앞에 두게 됩니다. 마치 멈출 수 없는 열차에 올라타고 있는 것처럼 느껴지죠. 1978년 영국에서 세계 최초의 시험관 아기 루이스 브라운(Louise Brown)이 탄생하면서 시험관 시술은 난임 부부들의 마지막 희망이 되었습니다. 양쪽 나팔관이 모두 막혔거나 활발하게 움직이는 정자의 수가 턱없이 부족하여 자연임신이 불가능한 경우에도 자신의 아이를 가질 수 있는 길이 열린 겁니다. 참 고마운 의학의 진보이지요. 하지만 다른 한편으로는 '임신의 의료화'를 가속화했다는 비판도 받습니다. 어느 순간부터 임신이 자연스러운 생리현상이 아니라 의학적 프로토콜(protocol)을 따라 진행하는 의료의 영역이 된 것이죠. 몸의 일부가 모니터를 통해 감시받고 약물로 호르몬을 조절한 뒤 임신을 위해 성관계를 지시받는 형태가 된 겁니다.

시험관 시술도 그렇습니다. 원래는 자연적으로는 임신이 불가능한 난임 부부를 돕는 치료법으로 시작했는데 지금은 난임 검사에서 특별한 이상이 없는데도, 혹은 그저 나이가 많다는 이유만으로 시험관 시술을 서두르는 경우가 늘고 있습니다. 하지만 여러 개의 난포를 키우기 위해 난소를 과자극하는 호르몬 주사, 난소에서 난자를 채취하는 과정, 수정란 이식 후 착상을 돕는 호르몬 요법 등 시험관 시술의 전 과정은 여성의 생식건강에 무리를 주는 침습적이고 위험한 시술임을 잊지 말아야 합니다.

부득이하게 임신을 위해 시험관 시술을 해야 하더라도 성공률을 높이기 위해 가장 중요한 것은 '건강'입니다. 정자와 난자를 수정시켜 자궁에 넣어 주는 시험관 시술, 어찌 보면 다 된 밥을 입에 넣어 주는 것처럼 이론적으로는 완벽한 시술이지만 안타깝게도 성공률은 25~30퍼센트 남짓입니다. 40세가 넘으면 10퍼센트대로 급격히 떨어지고요. 시험관 시술의 종주국이라 할 수 있는 영국의 인간수정배아관리국(Human Fertilisation and Embryology Authority, HFEA)의 의장을 맡았던 리사 자딘(Lisa Jardine) 교수는 퇴임을 앞두고 BBC와 진행한 인터뷰에서 "시험관 시술은 희망을 거래하는 시장(The world of IVF is a market, a market in hope)"으로 "실망스러울 정도로 낮은(discouragingly low)" 성공률을 고려할 때, 실패한 뒤 슬픔에 대한 충분한 정보도 제공되어야 한다고 주장했습니다. 배란과 수정까지는 기술의 도움을 받지만 착상만은 스스로 해야 하는데, 이 착상 단계에서 실패하는 경우가 많으니 의학적 도움이 꼭 필요한 경우라 하더라도 시술 전에 준비를 해야 합니다. 평소 균형 잡힌 식사, 충분한 운동, 적정 체중 유지로 깨끗한 착상 환경, 건강한 착상 기능을 준비한다면 시험관 시술로 인한 임신 성공률을 높일 수 있습니다.

생각보다 임신이 잘 안 된다면 임신을 방해하는 기질적 이상이 있지는 않은지 부부가 함께 난임 검사를 받아 보는 것이 좋습니다. 하지만 바로 치료를 시작해야 하는 뚜렷한 이상이 없다면 임신의 주도권을 쫓기듯이 병원에 넘기지는 마세요. 배란 유도, 인공수정, 시험관 시술로 이어지는 난임 치료에 몸을 맡기기보다는 임신에 적합한 건강한 몸과 마음을 준비해야 임신에 가까워질 수 있습니다. 임신은 균형 잡힌 최적의 건강 상태에서 이루어지는 생명 탄생의 기적이니까요.

껍질을 벗기지 않은 통곡물이 건강에 좋다는 사실은 널리 알려져 있습니다. 비타민, 미네랄, 항산화물질, 식이섬유 등이 풍부하여 심혈관계 질환, 당뇨, 비만 등을 예방하지요. 그런데 통곡물이 임신에도 도움이 된다는 사실, 알고 있었나요?

평소 통곡물을 자주 먹는 여성이 시험관 시술에 성공할 확률이 높다는 연구 결과가 생식의학 전문 학술지 『임신과 불임(Fertility and Sterility)』에 발표되었습니다. 난임클리닉에서 진료를 받고 있는 미국 여성 273명을 대상으로 평소 식생활, 특히 통곡물의 섭취량과 빈도를 조사하고 이를 시험관 시술 결과와 비교했는데, 연구 결과 통곡물 섭취량이 많은 여성일수록 시험관 시술에서 착상률, 임상적 임신율, 생존아 출산율이 모두 높았습니다. 통곡물 섭취가 가장 높은 그룹은 생존아 출산율이 53퍼센트로, 섭취가 가장 낮은 그룹(35퍼센트)에 비해 18퍼센트나 높았습니다. 상세하게 분석해 보면 통곡물 섭취를 많이 하는 그룹에서 수정란을 이식하는 날의 자궁내막이 가장 두꺼운 것을 확인할 수 있었는데 연구자들은 통곡물에 많이 함유되어 있는 리그난(lignan)이라는 식물성 에스트로겐 성분이 자궁내막을 두껍게 하여 착상에 유리한 환경을 만드는 것으로 추정하고 있습니다.

또 다른 연구에서는 콩 섭취가 임신에 도움을 준다는 결과를 보고했습니다. 플라스틱이나 캔에 많이 포함되어 있는 비스페놀A는 에스트로겐과 비슷한 분자 구조를 가지고 있어 인체 내에서 호르몬 교란물질로 작용하는데, 이것이 난임 위험을 높이는 것으로 알려져 있습니다. 2007년부터 2012년까지 미국 하버드대학 연구팀이 239명의 여성을 대상으로 소변에서 검출된 비스페놀A 농도와 시험관 시술 결과의 상관관계를 분석한 결과 체내 비스페놀A 농도가 높을수록 착상률, 임상적 임신율, 생존아 출산율이 모두 감소했습니다. 하지만 콩을 많이 섭취한 여성들에게서는 비스페놀A가 임신에 미치는 부정적 효과를 상쇄하여 임신율을 높이는 효과가 있었죠.

건강하게 임신하려면 가급적 흰 쌀밥 대신 현미밥을, 흰 밀가루 음식보다는 통밀 빵이나 파스타를 선택하세요. 비스페놀A 같은 환경호르몬에서 완전히 자유로울 수 없다면 콩을 충분히 섭취해서 임신에 미치는 나쁜 영향을 최대한 줄이는 것이 좋습니다.

또 다른 실험 결과도 있습니다. 하버드대학 연구팀이 시험관 시술을 진행한 141쌍의 의무기록을 조사했는데, 남자가 소시지나 베이컨 등 가공육류를 많이 섭취한 경우 정자와 난자의 수정률이 34퍼센트나 떨어진 것으로 나타났습니다. 지나치게 짜게 먹는 식

습관도 생식건강을 해칩니다. 더블린에서 열린 유럽내분비학회 (European Congress of Endocrinology, ECE)에서는 소금 섭취가 사춘기를 늦출 수 있다는 연구 결과를 발표했지요. 성적 성숙을 나타내는 사춘기가 늦어지는 것은 생식력(fertility) 저하와 관련이 있기 때문에 각별한 관심을 기울여야 합니다. 세계보건기구(World Health Organization, WHO)에서는 하루 소금 섭취 권장량을 5그램으로 정하고 있습니다. 2분의 1큰술 정도죠. 소금으로 간을 한 국이나 반찬, 간장, 고추장, 된장, 김치 외에도 자장면, 피자 등 밖에서 먹는 음식들은 나트륨 함량이 높은 편입니다. 그러니 건강한 임신을 바란다면 가급적 가공음식을 줄이고 조금 싱겁게 먹는 습관을 들이는 게 좋습니다.

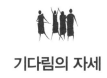

기다림의 자세

난임 환자 수가 눈에 띄게 증가하고 있다는 통계 보도를 최근 몇 년간 연례보고처럼 듣습니다. 결혼 연령이 늦어져 그렇다고도 하고 스트레스나 과로 등 환경이 문제라는 목소리도 있지요. 실제 난임이 증가한 게 아니라 난임으로 진료를 받고 치료하는 '환자 수'가 늘어났을 뿐이라는 주장도 있습니다. 그런데 과연 난임은 치료가 필요한 '질병'일까요? 난임 여성은 '환자'일까요?

초점을 조금 좁혀 보겠습니다. 아기를 기다리던 부부가 뜻대로 임신이 안 되면서 병원을 찾아 초음파 검사, 나팔관 검사, 호르몬 검사, 정액 검사 등 필요하다는 검사는 다 받았습니다. 그런데 아무 이상이 없다고 합니다. 바로 '원인불명 난임'. 의사와 환자 모두에게 가장 난감한 진단이지요. 원인이 없다니 치료할 것도 없습니다. 그럼 이제 어떻게 해야 할까요? 10년 넘게 진료실에서 임신에 어려움을 겪는 여성들을 만나 왔습니다. 그중에서 가장 많은 수가 원인불명 난임 여성이었습니다. 한 의학적 관점으로 난임을 바라보고 몸의 균형을 잡고 건강을 돕는 치료를 하였고 꽤 많은 수의 여성이 임신에 성공했지만, 불현듯 '임신이 안 되는 것을 꼭 치료해야 하는 걸까? 그게 질병일까?' 하는 근본적인 질문에 부딪쳤습니다. 계속해서 난임 치료자로 일하려면 한 번은 꼭 풀어야 하는 숙제였지요.

결국 2012년 여름, 진료실을 잠시 비우고 영국으로 유학을 떠났습니다. 좀 더 넓은 관점에서 생식건강을 살피고 난임 문제를 풀고 싶은 바람 때문이었습니다. 운이 좋게도 의료인류학의 다양한 분야 중에서 진화인류학(evolutionary anthropology)과 생식생태학(reproductive ecology)을 만나게 되었습니다. 시간적으로는 오랜 진화의 역사를 살피고, 공간적으로는 지구의 다양한 환경에서 살아가는 여러 민족의 임신과 출산 유형을 분석한 연구들을 공부하면서 다행히도 오랜 고민에 대한 해답의 실마리를 찾을 수 있었죠.

이 세상엔 변하지 않는 진리가 한 가지 있습니다. 모든 인간은 죽는다는 사실입니다. 한정된 시간 속에서 잠시 세상에 머물다 떠나는 인간에게 가장 중요한 것은 자신의 흔적을 남기는 것이지요. 내가 사라져도 나의 유전자를 가진 후손을 남기는 것. 그래서 진화의 가장 중요한 목표는 성공적인 재생산입니다. 생식을 통해 자식을 낳고, 그 자식이 생식이 가능한 연령까지 무사히 생존하여 또 자식을 낳으면서 그렇게 나의 유전자는 대대손손 전해집니다. 하지만 한정된 시간 동안 인간이 가진 모든 에너지를 생식에만 쓸 수는 없습니다. 생식을 할 수 있을 만큼 충분히 성장해야 하고, 몸을 유지하는 데도 에너지가 필요하니까요. 성공적인 생식과 재생산을 위해서는 에너지의 적절한 분배와 이를 위한 치밀한 전략과 거래가 중요합니다.

청소년기까지는 주로 성장하는 데 에너지를 집중합니다. 무기력하게 태어난 인간은 스스로 서서 걷기까지 부지런히 자라야 하지요. 뇌의 크기도 더 발달시켜야 하고, 생식에 중요한 역할을 담당하는 자궁과 난소와 내분비계를 성숙시켜야 하며, 출산을 위해서는 골반 크기도 커져야 합니다. 이렇게 충분히 자라고 나서야 여성은 성장에 집중했던 에너지를 생식에 분배하기 시작합니다. 그래야 초경을 시작하고 임신과 출산을 통해 재생산을 할 수 있지요. 그렇지만 무턱대고 임신을 많이 하는 것이 성공적인 재생산이라 볼 수는 없습니다. 한 인간을 임신하고 출산하고 양육하는 데는 엄청난 비용이 드니까요. 오히려 형편에 맞는 적당한 수의 건강한 아이를 적절한 시기에 출산하는 것이 현명한 재생산 전략입니다. 예를 들어 엄마가 건강하지 않은 상태에서 무리하게 임신과 출산을 했다고 가정해 볼까요? 그러면 건강하지 못한 아이가 태어날 위험이 높아집니다. 이 아이는 생식이 가능한 연령까지 살아남지 못할 가능성이 크겠죠. 이 경우 엄마는 임신과 출산에 괜한 힘만 쏟고 목표했던 자손의 번식에는 실패합니다. 게다가 건강하지 않은 상태에서 무리하게 생식을 하면 그렇지 않아도 안 좋았던 엄마의 몸이 완전히 상할 수 있습니다. 그렇게 되면 앞으로 여러 번 있을 수도 있는 생식의 기회를 단 한 번의 임신으로 완전히 잃을 수도 있지요. 다른 형제자매들 입장에서 생각해 볼까요? 새로 태어난 건강하지 않은 아기에게 엄마의 관심과 정성이 집중되면 아직 돌봄이 필요한 기존의 아이들은 방치되고, 어쩌면 생식 연령까지 살아남지 못할 수도 있습니다. 재생산의 관점에서 본다면 아무리 봐도 밑지는 장사지요.

이럴 때는 무리해서 임신을 하기보다 건강이 좋아질 때까지 잠시 임신을 미루는 것이 현명한 선택입니다. 생식에 에너지를 쓰기보다 거기에 쓸 에너지를 우선 자신의 몸을 유지하는 데 써야 하는 것이지요. 세계적인 생식생태학자인 하버드대학의 피터 엘리슨(Peter T. Ellison) 박사는 이를 "생식에 우호적이지 않은 환경에서 생식 기능이 억제되는 것은 병리(pathology)가 아니고 적응(adaptation)"이라고 설명합니다. 잠시 동안은 생식을 억제하지만 그렇게 아낀 에너지로 미래를 도모하고, 결과적으로 건강한 후손을 많이 남길 수 있는 효과적인 전략이지요.

그렇다면 생식에 비우호적인 환경이란 어떤 것일까요? 많은 학자들은 '에너지 스트레스'를 우선으로 꼽습니다. 비바람이 불고 폭풍우가 몰아치거나 추위, 무더위 등으로 음식이 부족할 때 또는 계절이나 환경의 영향으로 노동 강도가 높은 시기에는 섭취하는 에너지보다 소모하는 에너지가 더 많아지면서 에너지 균형이 깨집니다. 피임을 하지 않는 세계 각지의 전통 부족을 관찰한 연구에서 인류학자들은 '출산의 계절성(birth seasonality)'을 발견했어요. 기후에 따라 음식을 구하기 어렵거나 노동 강도가 높은 시기에는 에너지 스트레스가 심해지는데, 우리 몸은 이를 생식에 비우호적인 환경이라 판단하여 임신을 억제합니다. 육체적 스트레스만 생식에 비우호적인 환경으로 작용하는 건 아닙니다. 정신적 스트레스 또한 마찬가지죠. 특히 과로와 스트레스가 일상이 된 현대인들의 생활환경이 생식에 얼마나 우호적인지 꼼꼼히 살펴봐야 합니다.

임신에 우호적인 환경을 이야기할 때 빼놓을 수 없는 것이 '사회적 환경'입니다. 인간은 태어나면서부터 사회를 이루고 상호작용을 통해 성장하는 사회적 인간입니다. 특히 태어나자마자 일어서고 걷는 다른 동물들에 비해 아기는 무기력하기 짝이 없어서 혼자서는 아무것도 할 수 없습니다. 양육 과정에서 주변의 도움이 필수적이지요. 여성의 몸은 사회적 지원(social support)이 결핍된 환경을 생식에 비우호적인 환경이라 인식하고 생식을 억제합니다. 여러 연구에서도 고립된 환경에서 여성의 난소호르몬 수치가 현저히 감소되는 것을 확인할 수 있습니다. 경쟁적인 환경도 생식에 우호적인 환경은 아니어서, 동물행동학자인 로버트 사폴스키(Robert Sapolsky) 박사의 실험에서는 인위적으로 짝짓기 경쟁을 하지 않아도 되는 환경을 만들어 줬을 때 초파리의 번식률이 훨씬 높기도 했습니다.

핵가족화되면서 아이를 함께 돌볼 가족이 곁에 없고, 야근에 회식에 아빠는 매일 바쁘기만 하고, 엄마 혼자 동동거리며 아이를 키워야 하는 사회. 모두가 무한 경쟁의 굴레에서 허덕이고 있는 우리 사회는 과연 생식에 우호적인 환경일까요? 이처럼 육체적, 정신적, 사회적 환경이 생식에 우호적이지 않을 때 여성은 생식 기능을 잠시 억제합니다. 지금 당장은 임신을 못(안) 하더라도 좀 더 긴 생애주기로 보면 건강한 자손을 남길 수 있는 지혜로운 선택이고 전략이지요.

자, 이제 질문에 답해야 하는 시간입니다. 임신이 잘 안 되는 난임, 특히 이상을 발견하지 못한 '원인불명 난임'이라면 아픈 것(illness)도 아니고 질병(disease)도 아닙니다. 오히려 진화학적 측면에서는 '적응(adaptation)'이지요. 그렇다면 임신이 될 때까지 그저 기다리면 될까요? 그렇지 않습니다. 문제는 '생식에 비우호적인 환경'입니다. 이 환경이 금세 개선될 수 있다면 적절한 때를 기다리면 되지만 그게 아니라면, 또는 지금 절실히 임신을 원한다면 손 놓고 기다리기보다 적극적으로 이런 환경을 개선하려는 노력이 필요합니다.

한의학적 치료는 생식에 비우호적인 육체적 환경을 개선할 수 있는 최적의 치료입니다. 똑같이 '원인불명 난임'이라는 진단을 받았더라도 생식에 우호적이지 않은 기능 이상은 개인마다 다 다른데, 한의학적 치료는 개인의 몸 상태를 고려한 맞춤 치료니까요. 허약한 부분은 보강하고 꽉 막힌 에너지를 소통시키며 오장육부의 기능을 조화롭게 한 뒤 한열(寒熱)의 균형을 이루면 임신에 우호적인 몸을 만들 수 있습니다. 임신을 성공시키는 '특효약'이 정해져 있는 것이 아니라 개인의 몸 상태에 따라 더할 부분은 더하고 덜어 낼 부분은 덜어 내어 최적의 건강 상태가 되도록 돕는 것이 한방 난임 치료의 목표입니다. 예를 들면 소화제만 처방해도 수년간 안 되던 임신이 덜컥 성사되는 경우도 있습니다. 소화기로 대표되는 중초(中焦)*의 기운이 막혀 에너지 소통이 원활하지 않고 비위 기능이 약해 생식에 쓰일 에너지를 충분히 만들어 내지 못했는데, 이 문제를 해결하고 나니 저절로 생식에 우호적인 환경이 된 거죠. 물론 한방 치료를 받는다고 스트레스를 안 받는 것은 아닙니다. 하지만 스트레스로 꽉 막혀 있는 에너지를 소통시켜 긴장을 이완하니 생식에 비우호적인 정신적 환경을 개선하는 데는 어느 정도 도움이 된다고 볼 수 있습니다.

그러나 치료보다 더 중요한 것은 일상생활의 교정입니다. 과도한 노동은 줄이고 식생활을 개선하면서 에너지 균형을 맞춰 가야 합니다. 명상, 운동, 취미활동 등으로 정신적 스트레스를 풀어 간다면 생식에 우호적인 육체적, 정신적 환경을 앞당길 수 있지요. 다시 한 번 강조하지만 문제는 생

* 한의학에서는 인체의 장부를 위치에 따라 상초(上焦), 중초, 하초(下焦)로 나누는데 심·폐는 상초에, 간·비는 중초에, 신은 하초에 속합니다.

식에 불리한 사회적 환경입니다. 피곤하고 싶은 사람이 누가 있고, 스트레스를 받고 싶은 사람이 어디 있겠어요. 직장 일에, 가정 일에 치이면서 어쩔 수 없이 과로하고 스트레스를 받을 수밖에 없는 거죠. 우리 사회는 여성의 생식에 얼마나 우호적인 환경인지, 임신과 출산과 양육에 사회적 지원은 충분한지 돌아봐야 합니다. 의학적 치료와 개인의 노력은 생식에 불리한 환경의 일부만을 개선할 수 있습니다. 근본적으로는 몸과 마음을 힘들게 하는 사회적 환경을 진단하고 바꿔 가는 노력이 필요합니다. 우리 몸은 생식에 우호적인 사회적 환경에서 '아, 지금이 바로 임신에 적합한 때구나!'라고 판단하여 임신을 위한 최대한의 기능을 발휘할 수 있으니까요.

벨기에 겐트(Ghent)의 대학병원에서 6년간 12,000주기의 시험관 시술 결과를 토대로, 시술하기 전 달의 날씨와 임신 성공률, 생존아 출산율의 상관관계를 분석한 결과, 일조량이 하루 4시간 이상일 때 일조량이 낮은 계절보다 성공률이 3분의 1정도 높은 것으로 나타났습니다. 햇빛을 충분히 쬐면 멜라토닌과 비타민D 생성이 증가하는데 멜라토닌은 생식 기능에 중요한 역할을 하며, 비타민D 또한 난자의 질을 향상시킨다는 연구 결과가 있습니다. 햇빛은 남성의 생식 기능도 돕습니다. 이탈리아 불임클리닉에서 5,188명의 남성을 대상으로 연구한 결과, 일조량이 풍부한 7~8월이 1월에 비해 정자의 활동성이 2배 정도 높은 것으로 나타났습니다. 에든버러대학 연구팀이 스코틀랜드의 세인트 킬다(St. Kilda) 섬에 서식하고 있는 야생 양을 대상으로 한 연구에서도 비타민D 수치가 높은 양일수록 이듬해 봄에 건강한 양을 많이 출산한 것으로 나타났습니다. 햇빛을 쬐면 피부에서 합성되는 비타민D는 '햇빛 비타민'이라고도 불립니다. 비타민D는 고등어, 연어 등 기름기 많은 생선이나 버터, 우유, 달걀 등에 풍부하지만, 음식으로 보충할 수 있는 비타민D는 약 20퍼센트에 불과하지요. 따뜻한 햇빛 아래에서 산책하세요. 우울했던 기분이 풀리고 건강한 임신에도 도움이 됩니다.

마음의 힘

"결혼한 부부들에게 임신은 언제 할 거냐고, 큰 아이가 좀 자란 부부들에게 둘째는 언제 가질 거냐고, 30대 중반을 넘긴 미혼 여성들에게 시간은 자꾸 가는데 언제 결혼해 임신할 거냐고 묻지 마세요. 혹시 임신이 잘 안 돼서 어려움을 겪고 있을지도, 막 유산이 되어 슬픔 속에 있을지도, 다른 질병과 싸우고 있을지도, 배우자와 냉전 중일지도, 임신하기에 적합한 시기가 아니라고 생각하고 있을지도 몰라요. 당신의 가벼운 한마디가 상대에게 큰 슬픔과 고통을 줄 수 있습니다."

에밀리라는 이름을 가진 한 미국 여성이 자신의 페이스북에 올린 글입니다. 단숨에 전 세계 여성들의 공감을 얻으며 4만이 넘는 사람들이 '좋아요'를 눌렀지요. 한마디로 정리하면 영어 시간에 주요 숙어로 등장하는 'None of your business'. 그러니까 남이야 아기를 갖든 말든 신경 끄라는 이야기입니다. 개인의 사생활을 아주 중요하게 생각하는 미국에서도 임신에 대한 주변의 '은근한' 압력이 여성들을 괴롭히고 있나 봅니다. 우리 사회는 '대놓고' 압력을 주죠. 결혼하고 얼마 지나지 않았는데도 "좋은 일 없니?"라고 거침없이 물어보고 "새해에는 아들딸 낳고 행복하게⋯⋯"라는 말을 덕담이라고 생각합니다. 듣는 사람 입장은 하나도 생각하지 않으면서 말이에요. 아직 임신 생각이 없다면 탐탁지 않은 잔소리쯤으로 여기고 한 귀로 듣고 한 귀로 흘리면 그만이지만 열심히 노력하는데도 임신이 안 되는 난임 부부에게는 무심코 건넨 말 한마디가 심장을 찌르는 비수가 될 수 있습니다.

흔히 난임 여성들이 겪는 감정적 스트레스를 '롤러코스터'에 비유합니다. 매달 '혹시나?' 하는 기대가 '역시나' 하는 실망으로 끝나며 천국과 지옥을 오가는 급격한 감정의 기복을 겪는 것이지요. 기대했다가 실망하는 좌절의 경험이 반복적으로 학습되면 우울로 변하기 쉽습니다. 그런데 임신이 안 되면서 커지는 스트레스라는 놈이 또 임신을 방해합니다. 우울지수가 높을수록 시험관 시술 성공률이 낮다는 연구 결과도 많습니다.

과테말라 산간 마을에 사는 여성들의 생활을 관찰하면서 스트레스에 따라 여성호르몬이 어떻게 변하는지 살펴본 관찰 실험이 있었습니다. 일상생활에서 스트레스를 많이 받을수록 배란기 이후에 프로게스테론 분비가 눈에 띄게 감소했습니다. 프로게스테론은 착상에 중요한 역할을 하는 호르몬이라서 황체기에 이 호르몬이 적게 분비되면 임신이 잘 안 되거든요. 스트레스가 임신을 방해하는 게 아니라 난임 때문에 스트레스가 높은 거라는, "닭이 먼저냐, 달걀이 먼저냐"만큼이나 인과관계를 뚜렷이 밝히기 어려운 논쟁은 여전히 진행 중입니다. 1년 넘게 임신이 안 되는 난임이 아니라 이제 막 임신을 시도하는 여성에게서 코르티솔, 알파아밀라아제(α-amylase) 등 스트레스호르몬 수치가 높게 측정될수록 그 주기에 임신율이 뚜렷하게 감소했다는 미국과 영국의 대규모 연구 결과에서도 알 수 있듯, 스트레스가 임신을 방해하는 건 확실합니다.

난임 부부들을 위한 심신 프로그램을 개발하여 활발하게 적용 중인 앨리스 도마(Alice D. Domar) 박사는 난임 여성들이 겪는 정신적 스트레스가 암 환자의 스트레스에 비견될 정도로 극심하다며, 스트레스를 풀어 주고 긴장을 이완시키는 심리요법의 중요성을 강조했습니다. 긴장을 이완하며 마음을 다스리는 심신요법(mind-body therapy) 프로그램에 참여한 여성들의 1년 이내 임신율이 다른 여성들에 비해 두 배 이상 높다는 임상 결과를 생식의학 전문 학술지 『임신과 불임』에 발표하기도 했지요. 상대적으로 '웃음'은 임신 성공률을 높이기도 합니다. 이스라엘의 한 병원에서 '의학 광대(medical clown)'를 보내 막 시험관 시술을 끝내고 회복 과정에 있는 여성들을 즐겁게 해 주는 공연을 진행했는데,

광대가 방문한 경우(36퍼센트)가 방문하지 않은 경우(20퍼센트)보다 임신율이 훨씬 높았습니다. 긴장이 풀리니 호르몬이 원활하게 분비되어 임신 확률이 높아진 것이죠. 실험 결과뿐만이 아닙니다. 저 역시도 진료실에서 마음이 주는 효과를 자주 목격하곤 합니다.

"이번 달은 마음 비우고 그냥 파마도 하고 맥주도 마시고 그랬어요.", "가능성 없어요. 여행 가서 바쁘게 돌아다니느라 배란기가 언제인지도 몰랐는걸요." 꼭 이런 달에 불현듯 임신을 했다고 보고하는 여성들이 많습니다. 배란기가 지나고 나서 2주 내내 '혹시 임신일까, 아닐까' 생각하며 초조한 나날을 보내기보다는 의도적으로 마음을 비우고 일상을 살면 어떨까요? 삶의 질을 높일 뿐 아니라 임신이라는 목적을 달성하는 데도 훨씬 효과적입니다. 꼭 광대를 만나지 않아도 혼자서 재미있는 만화책을 보거나 마음 맞는 친구를 만나 수다를 떠는 것도 좋은 방법이지요.

불임 혹은 난임의 의학적 정의는 전 세계적으로 같지만, 난임 여성이 겪는 경험은 사는 곳에 따라 차이가 큽니다. 문화·종교·정치·경제적 배경에 따라 난임의 의미가 사회적으로 재구성되기 때문이지요. 의료인류학자들은 출산의 가치와 역할을 중요하게 여기는 사회일수록 난임으로 겪는 고통과 불이익이 크다고 입을 모읍니다. 예를 들면 '생육하고 번성하라'는 성경의 가르침을 내면화한 이스라엘이나 후손을 많이 남기는 것을 중요한 가치로 삼는 이슬람 문화권에서 난임은 여성의 존재 자체를 위협하는 심각한 문제가 되곤 하지요. 온갖 마음고생을 하다가 경제적 권리를 모두 박탈당한 채 쫓겨나기도 하고요.

나이지리아의 두 부족을 연구 관찰한 재미있는 논문 한 편을 소개하겠습니다. 한 부족은 부계 혈통을 따르고, 다른 한 부족은 모계 혈통을 강조하면서 양쪽 모두의 혈통을 인정했습니다. 결혼과 출산을 거친 여성만을 성인으로 인정하는 사회문화적 배경은 두 부족이 같았지만 난임으로 겪는 고통과 차별은 천지 차이였죠. 부계 혈통 중심의 부족에서는 여성이 아이를 낳지 못하면 대부분 이혼하거나 부족을 떠나는 경향이 두드러졌고, 남성 후손만 장례를 치를 수 있는 전통 때문에 난임 여성은 장례도 치르지 못한 채 쓸쓸히 세상을 떠나야 했습니다. 반면에 부계와 모계의 혈통을 모두 인정하는 부족에서는 임신을 돕는 의례가 상시적으로 열리면서 난임 여성들이 고립되지 않고 부족 활동에 참여할 수 있도록 지원했습니다. 아이를 갖지 못하더라도 결혼을 유지한 채 부족에 그대로 남아 생활했고, 사후에도 친족들의 도움으로 무사히 장례를 치렀지요.

한국 사회에서 여성이 경험하는 난임의 무게도 결코 가볍지 않습니다. 불임이 '칠거지악'의 하나였던 차별적 관습은 사라졌다 해도 여전히 유교 중심의 가부장적 문화, 대를 이어야 한다는 압박이 무의식 속에 남아 있으니까요. 부부와 아이로 구성된 가족 중심 문화가 강조되다 보니 임신 못하는 여성은 비정상이라는 굴레 속에서 여성들은 자존감을 잃기도 합니다.

몇 년 전 저희 한의원에서도 심리치료 전문가가 10주 동안 함께하는 '난임 여성들을 위한 그룹 상담 프로그램'을 진행했습니다. 몸과 마음이 모두 건강해야 임신할 수 있는데 한의학적 치료만으로는 마음을 건강하게 만드는 데 한계를 느껴 마련한 보완책이었지요.

친한 친구의 임신 소식을 듣고 마냥 기뻐해 주지 못한 자신을 보면서 '나는 나쁜 사람인가' 죄책감을 느꼈다는 한 여성의 고백에 "저도 그래요"라는 목소리가 여기저기서 봇물처럼 터져 나왔습니다. 나만 힘든 게 아니고, 나만 별난 게 아니라는 작은 동질감의 확인이 서로에게 큰 안도와 격려가 되었지요. 임신 하나만으로 나를 '실패자'라 규정했던 불합리한 인식을 걷어 내고 스트레스를 받는 상황에서 나에게 도움이 되는 여러 자원들을 확인하는 시간이기도 했습니다. 실제 여러 연구에서도 난임 여성들이 함께 모여 임신에 대한 정보를 교환하고 서로의 감정을 지원하는 '자조 집단(self-help group)'을 갖는 것이 난임 극복에 큰 도움이 된다는 객관적인 증거가 있습니다.

'난임'이라는 안경을 쓰고 세상을 바라보면 모든 것이 왜곡되고 상처투성이입니다. 하지만 난임은 나를 규정짓는 전체가 아니라 내가 겪고 있는 수많은 삶의 문제 중 한 가지일 뿐입니다. 이제 난임을 나와 분리하여 100미터 앞에 꺼내 놓고 바라보세요. 나를 얽어매던 굴레의 객관적 모습을 확인하면 더 이상 불안하거나 압도되지 않을 거예요. 난임을 겪으면서 부부 관계마저 휘청거리는 안타까운 경우를 자주 보았는데 혼자서 끙끙 앓지 말고 남편을 가장 든든한 우군으로 삼는다면 산처럼 커 보이기만 하던 난임이라는 장애물을 더 수월하게 뛰어넘을 수 있습니다.

마음이 편해지면서 기다리던 임신을 하면 가장 좋지만, 설령 임신이 되지 않더라도 그것이 인생의 실패는 아니라는 사실, 잊지 마세요. 당신은 존재 자체로 소중한 사람입니다. 임신을 하든 안 하든 삶은 여전히 계속될 거고 긍정적인 에너지로 일상을 채워 간다면 행복은 바로 지금, 여기에 있습니다.

밥 먹는 도중에 기분 나쁜 이야기를 들었을 때 소화가 안 되는 경험을 한 적이 있나요? 중요한 일을 앞두고 가슴이 두근거리고 잠을 이루지 못한 경험은요? 우리의 몸과 마음은 분리할 수 없는, 아주 긴밀한 영향을 주고받는 동반자입니다. 그러니 호르몬의 긴밀한 협조로 이루어지는 임신이라는 생명 창조의 현상이야 두말할 필요가 없지요. 그런데 마음에는 우리 스스로가 알고 있는 의식(consciousness)과 함께, 스스로가 인지하지 못하지만 매우 중요한 역할을 담당하는 무의식(unconsciousness)이 있습니다. 의식과 무의식의 관계를 설명할 때 흔히 '빙산의 일각'이라는 표현을 쓰는데, 그만큼 우리의 마음에서 무의식이 차지하는 비중이 크다는 것을 의미합니다.

늘 임신을 원한다, 아이를 원한다고 말하면서도 뭔지 모를 불안감, 초조함, 긴장감이 생기는 것은 아이를 원하는 나의 의식과 무의식이 일치하지 않기 때문입니다. 의식과 무의식이 갈등하고 의견 일치를 보지 못하면 변화의 동력을 얻을 수 없습니다. 그래서 나의 무의식에 지속적인 메시지를 보내는 것이 매우 중요합니다. 단단한 무의식은 문을 잘 열지 않습니다. 무의식이 느슨해지고 정보를 받아들일 수 있는 상태가 바로 '트랜스(trance)' 상태입니다. 깊은 명상의 상태이지요. 하루 한 번, 가장 고요한 시간에, 가장 편안한 자세로 내 무의식에 정확한 메시지를 전하는 것이 필요합니다. 그 메시지는 가장 간결하고, 명확하고, 현재형이어야 합니다. "나는 건강한 임신을 위한 몸과 마음이 준비되어 있다." 이 정도면 어떨까요? 그와 함께 구체적인 이미지를 떠올려도 좋습니다. 임신을 해서 배가 볼록해진 나의 모습, 아기를 안고 있는 나의 모습처럼 시각적인 이미지를 떠올리는 것이지요. 청각적으로 "응애~" 하고 우는 아기의 울음소리, "엄마" 하고 부르는 아이의 목소리를 떠올리는 것도 좋습니다. 아기의 작고 부드러운 손과 발, 솜털이 보송보송한 얼굴을 만질 때의 부드러운 느낌을 떠올려 보는 건 어떨까요? 그런 순간의 벅차고, 뿌듯하고, 행복한 느낌을 온몸으로 느껴 보세요. 나의 무의식에 가장 강력하게 메시지를 전달할 수 있는 방법이며, 이를 통해 나의 몸과 마음이 모두 건강한 임신을 위해 나아갈 수 있는 힘찬 동력을 얻을 수 있습니다.

지금 바로, 나만의 '마법의 주문'을 정하세요. 그리고 아래와 같이 나의 무의식에 정확한 정보를 전달할 수 있는 시간을 가지세요. 어제와는 아주 다른 내일을 만날 수 있을 것입니다.

첫째, 가장 고요한 시간에, 가장 편안한 복장으로 허리를 곧게 펴고 앉습니다.

둘째, 눈을 감고 깊은 호흡을 합니다(숨을 들이쉬면서 배가 나오고, 숨을 내쉬면서 배가 들어가는 호흡이 좋습니다).

셋째, 호흡이 편안해지고 마음이 안정되면 마법의 주문을 마음속으로 세 번 반복합니다.

넷째, 구체적인 이미지를 떠올리면서 그때의 느낌을 온몸으로 느낍니다.

건강하게 아기 지키기

임신테스트기의 선명한 두 줄. 하지만 수미 씨에게 임신은 기쁨이 아니라 걱정의 시작이었습니다. 벌써 네 번째 임신이지만 한 번도 임신 초기를 넘기지 못했거든요. 임신만 하면 당연히 아기를 낳고 엄마가 되는 줄만 알았죠. 첫 임신 때는 임신을 확인하자마자 너무 기쁜 나머지 친정에 시댁에 친구들에게까지 동네방네 자랑했습니다. 성격 급한 남편이 사온 아기 신발을 식탁 위에 올려놓고 내년 봄 세 식구가 나들이 갈 생각을 하며 마음 설레기도 했고요. 하지만 배가 많이 아팠던 것도 아니고 출혈도 없었는데 정기검진 받으러 산부인과에 갔다가 아기 심장이 안 뛴다며 계류유산*이라는 청천벽력 같은 진단을 받았습니다. 가슴이 쿵 내려앉고 눈앞이 깜깜해지던 순간을 수미 씨는 지금도 잊지 못합니다. 그 뒤에도 두 번 더 유산을 했습니다. 한 번은 심하게 배가 아프다가 하혈을 하더니 완전유산**이 되었고 또 한 번은 소변 검사로 임신을 확인하고 며칠 뒤 그냥 월경을 시작한 화학적 유산***이었습니다. 왜 자꾸 유산이 되는 걸까요? 수미 씨는 과연 무사히 엄마가 될 수 있을까요?

초음파 검사로 자궁 안에 착상된 아기집을 확인하면 비로소 '임상적 임신(clinical pregnancy)'이라 부릅니다. 안타깝게도 이 중 3분의 1가량의 태아는 세상에 태어나지 못하고 유산이 됩니다. 요즘은 임신 직후 상승하는 인간 융모성성선자극호르몬(human chorionic gonadotropin: hcg)을 아주 민감하게 측정해 내는 자가 임신테스트기 덕분에 워낙 일찍부터 임신을 확인할 수 있어서 그만큼 유산 경험자도 늘고 있습니다. 어쩌다 한 번은 유산이 될 수 있다지만 문제는 유산이 반복되는 경우입니다. 세 번 이상의 유산을 '습관처럼 유산이 된다'고 하여 '습관성 유산'이라 부르기도 하지요. 유산 횟수가 늘어갈수록 그다음 임신에서 유산될 위험은 더 높아지니 임신하는 게 두려울 수밖에 없습니다.

진화적 관점에서 유산은 건강한 태아를 걸러 내는 선별(screening) 과정일 뿐입니다. 임

*임신을 한 뒤 발달 과정에서 이상이 생겨 아기집만 보이고 아기가 보이지 않거나 태아 심박동이 안 뛰거나 뛰었다 멈춘 뒤 사망한 태아가 자궁 내에 잔류하는 유산.

**유산을 한 뒤 임신 산물이 질 출혈과 함께 완전히 배출되는 유산.

***소변 검사나 혈액 검사로 임신을 확인했으나 초음파 검사로 아기집을 확인하기 전에 월경처럼 종결되는 유산.

신과 출산에는 굉장히 많은 에너지가 소모되기 때문에 건강하지 않은 태아가 잉태되면 상태가 더 진행되기 전에 몸이 알아서 임신을 중단시키는 거죠. 그래야 그 과정에서 아낀 에너지를 다음 임신에 투자해 성공적으로 재생산을 할 수 있으니까요. 실제로 유산의 가장 흔한 원인은 태아의 염색체 이상입니다. 염색체가 결합하는 과정에서 수정란의 염색체 수에 이상이 생기거나 중복, 분절 등이 생길 수 있는데 이상 염색체를 가진 수정란이 주로 유산으로 이어집니다. 나이가 많아지면 염색체에 이상이 생길 위험은 높아지죠. 염색체 이상이 있다면 자연의 섭리를 따라야지 억지로 임신을 유지할 수는 없습니다. 그렇다면 운이 좋기를 바랄 뿐, 유산을 방지하기 위해 아무 노력도 할 수 없는 걸까요? 그렇지는 않습니다. 다행히도 부모의 염색체에 이상이 없다면 결합 과정에서 일어나는 염색체 이상은, 어쩌다 한 번 일어나는 산발적 유산에서는 흔해도 반복 유산과는 관련성이 적은 편이니까요. 그보다 더 중요한 것은 건강한 임신을 유지할 수 있는 '기능'입니다.

유산이 반복되면 도대체 유산한 이유가 무엇인지 원인을 찾기 위해 습관성 유산 검사를 받습니다. 수정란이 착상하는 자궁의 구조를 살피고, 내분비계나 면역계 등 임신 유지에 중요한 기능을 꼼꼼히 점검하지요. 하지만 안타깝게도 반복 유산의 절반 정도는 '원인 미상'입니다. 원인이 있다면 미리 치료하고 예방할 텐데 답답한 일이지요. 하지만 원인 없는 결과는 없습니다. 원인 미상의 반복 유산은 대부분 건강한 임신에 적합하지 않은 몸의 불균형과 기능 이상 때문에 발생하니까요.

한의학 문헌에는 과실이 채 익기 전에 자꾸 떨어지듯 태아가 엄마의 배 속에서 충분히 자라기도 전에 자꾸 미끄러진다는 의미로 반복 유산을 '활태(滑胎)'라고 기록하고 있습니다. 바람이 심하게 불어도, 동네 개구쟁이들의 돌팔매질에도, 씨앗 자체에 결함이 있어도 성숙하지 않은 열매는 일찍 떨어질 수 있습니다. 나무가 건강하지 못하여 열매에 충분한 영양분을 공급하지 못할 때도 건강한 수확에 실패할 수 있습니다. 반복 유산을 한의학으로 치료하는 과정은 이러한 나무와 열매의 원리처럼, 건강한 씨앗을 준비하고 비옥한 땅, 따뜻한 햇살, 바람의 기운으로 나무를 건강하게 키운 뒤 열매를 맺고, 그 열매가 성숙할 때까지 충분한 영양을 공급하는 방식입니다.

유산하고 난 뒤 건강한 다음 임신을 준비하려면 어떤 준비가 필요할까요? 가장 중요한 첫 단추는 '유산 후 조리'입니다. 대부분의 유산이 임신 초기에 이루어지다 보니, 마음은 아파도 몸에는 별 영향이 없을 것으로 생각하기 쉽습니다. 하지만 짧은 기간 동안 임신과 유산을 오가며 급격하게 변한 호르몬과 임신을 준비했던 자궁과 난소를 회복하는 데는 적절한 시간이 필요합니다. 수술 뒤에는 염증이나 유착이 생길 우려도 있습니다. 출산 후와 마찬가지로 자궁에 남아 있는 어혈을 제거한 뒤 피를 보강하는 한약으로 후유증 없이 회복하도록 도와야 합니다.

어쩌다 한 번 유산했다면 회복만 잘해도 다음 임신에는 큰 문제가 없지만 반복해서 유산이 되었다면 왜 유산이 되었는지 근본 원인을 살펴야 합니다. 건강한 임신에 적합하지 않은 몸의 불균형 상태에서 임신을 했을 때 주로 유산이 되니까요. 예를 들면 하복부 순환이 잘 안 되고 배가 찬 경우라면 건강하지 않은 피, 즉 어혈이 정체합니다. 어혈은 자궁으로 가는 혈액의 순환을 막아 임신을 하고 나서도 태아에게 영양을 잘 공급하지 못할 수 있습니다. 월경혈에 덩어리 피가 많이 섞여 있고 월경 전에 아랫배가 찌르듯이 콕콕 쑤시거나 월경통이 심한 경우, 손과 발 그리고 아랫배가 많이 차면 임신 전 냉증을 풀고 자궁 순환을 돕는 치료가 필수적입니다. 어혈을 풀어 주는 치료는 자궁을 깨끗하고 탄력 있게 하면서 건강한 임신에 적합한 착상 환경을 만들어 주는 데 효과적입니다. 또한 임신을 주관하는 신 기능이 약하면 난자의 질이 떨어지고 자궁내막도 얇아질 수 있는데, 문제는 유산이 거듭될수록 신 기능이 더욱 약해진다는 점입니다. 유산을 하고 나서 월경이 불규칙하고 색이 어둡고 양도 적어졌다면, 허리나 발뒤꿈치가 시큰거리고 으슬으슬 춥거나 저녁만 되면 화끈거리는 증상이 있다면 다음 임신 전에 신 기능을 보강해야 건강하게 임신할 수 있습니다.

그 외에도 임신과는 별 관련 없어 보이는 사소한 증상들, 예를 들면 소화가 잘 안 되거나 잦은 두통, 불면, 부종 등도 다음 임신 전에 미리 다스리는 것이 좋습니다. 몸에서 나타나는 불편함은 불균형의 발현이거든요. 균형 잡힌 최적의 건강 상태에서 임신했을 때 건강하게 임신을 유지할 수 있습니다. "유산 후 얼마나 있다가 임신을 해야 하나요?"라는 질문에 보통 '3개월'이 좋다고 이야기하는데, 사실 1년을 쉬어도 이전에 유산의 원인이었던 몸의 기능적 이상이 그대로 남아 있다면 유산이 반복될 위험은 여전히 남아 있습니다. 임신에 적합한 건강한 몸이 준비되었다면 굳이 임신을 미룰 필요가 없는 것이죠.

자, 건강한 몸이 준비되었다면 이제 자신 있게 임신을 시도하세요. 유산에 대한 불안감은 유산을 방지하는 안태약(安胎藥)에 맡기고요. "혹시 건강하지 않은 태아가 안태약 때문에 억지로 유지되는 건 아닌가요?"라는 질문을 받기도 하는데, 그렇지 않습니다. 염색체 이상으로 수정란 결함이 있다면 이 태아는 안태약이 아니라 안태약 할아버지를 복용하더라도 유지되지 않습니다. 안태약은 임신 중에 허약해지기 쉬운 모체의 비 기능과 신 기능을 도와 착상을 견고하게 해 주고 충분한 영양을 태아에게 공급하여 태아가 잘 자랄 수 있도록 돕는 약입니다. 기능적 허약으로 인한 유산을 예방하는 데 효과가 있지요. 임신 중에는 어느 시기도 안심할 수 없지만 유산은 대부분 임신 초기에 일어나므로 안태약은 임신 9~10주까지 복용을 권장합니다.

유산 후 조리, 임신 전 준비, 임신 후 안태약. 유산 예방을 돕는 3단계 한방 치료는 반복 유산 후 다시 임신하기가 두려운 많은 여성들의 건강한 임신과 출산을 돕는 효과적인 치료입니다. 제가 치료한 반복 유산 환자들의 임상치료 결과를 분석하여 2010년『대한한방부인과학회지』

에 논문으로 발표했는데 2~6회 유산을 경험한 여성들의 약 85퍼센트가 건강한 출산에 성공하여 일반적인 유산 반복률(2회 유산 후 35퍼센트, 3회 유산 후 47퍼센트)에 비해 뚜렷한 유산 방지 효과를 보였습니다. 네 번째 임신에서 건강하게 출산한 수미 씨도 이들 중 한 명이지요.

몸의 건강 못지않게 중요한 것이 마음을 단단하게 준비하는 것입니다. 마음을 편히 가져야 한다, 마음이 편해야 호르몬 분비가 잘 된다는 말을 많이 들어 보았죠? 머리로는 알고 있지만 반복 유산의 경험은 무의식 깊은 곳에 불안감을 새겨 놓아 마음의 평화를 좀처럼 허락하지 않습니다. 이럴 때는 불안을 가라앉힐 수 있는 방법을 쓰면 도움이 됩니다. 가장 간단하면서도 효과적인 방법이 '이완 호흡'입니다. 매일 15~20분 정도 가장 편안한 시간에, 가장 편안한 자세로 호흡을 하세요. 평소에 하는 얕은 숨쉬기 말고, 숨을 들이쉬면 배가 나오고 숨을 내쉬면 배가 들어가는 깊은 호흡을 하는 거죠. 처음에는 박자도 안 맞고 어색하지만 호흡에 집중하다 보면 어느새 몸이 이완되면서 마음이 편안해집니다. 이럴 때 간단한 자기암시를 하는 것도 도움이 됩니다. "나는 편안해", "나는 건강한 임신을 위한 준비가 되어 있어", "나는 건강한 아기를 꼭 만날 거야" 같은 말을 스스로에게 하다 보면 자율신경이 안정되면서 건강한 임신 유지에 도움이 됩니다. 또한 가급적 긍정적인 언어를 사용하는 게 좋습니다. "유산이 안 되면 좋겠어"와 "건강한 아기를 꼭 만나면 좋겠어"는 같은 뜻이지만 느낌이 완전히 다릅니다. '유산'이라는 말을 떠올리는 순간 이전에 경험했던 유산과 관련된 부정적인 감정들이 올라오면서 몸의 생리가 바뀔 수 있으니까요.

'일단 임신은 된 거고 유산은 여자 몸에서 일어나니 나와는 상관없는 일'이라고 방심하는 남성들이 많습니다. 반복 유산과 관련된 최신 연구들은 정자의 질이 건강한 임신 진행에 핵심적인 역할을 담당한다고 강조합니다. 특히 정자의 DNA 분절이 많을수록 유산 비율이 뚜렷하게 높습니다. 나이가 들수록, 과로·스트레스·음주·흡연·전자파 등에 많이 노출될수록 정자의 질은 떨어집니다. 2016년 미국국립보건원은 임신 전 카페인 음료를 많이 마신 경우 유산 위험이 높아진다는 연구 결과를 발표했습니다. 여성뿐만 아니라 남성의 경우도 마찬가지였습니다. 결국 수정란을 이루는 정자와 난자가 똑같이 건강해야 한다는 뜻입니다. 유산은 여성 혼자 겪고 고군분투할 일이 아니라 부부가 함께 준비하고 극복해야 할 공통의 과제라는 사실을 잊지 마세요.

유산으로 만나지 못한 아기들은 마음으로 애도하고 고이 보내 주세요. 몸과 마음을 다시 추슬러 잘 준비한다면 건강한 아기를 골라내는 까다로운 몸의 선별 과정을 무사히 통과하고 평생을 함께할 건강한 내 아기를 만날 수 있습니다.

안태약이란 임신 초기 허약해지기 쉬운 모체의 비 기능과 신 기능을 돕는 한약 처방입니다. 비 기능과 신 기능이 튼튼하면 모체가 임신 유지에 필요한 기혈(氣血)을 충분히 생산하고 태아에게 영양 공급을 원활히 할 수 있습니다. 따라서 태를 견고하게 유지하고 건강한 임신을 유지하는 데 도움이 되지요. 안태약에 대해 궁금한 점 몇 가지를 알아보겠습니다.

임신 중 한약 복용은 위험하지 않나요?

한의학적 원칙은 '유고무손(有故無損), 역무손야(亦無損也)'입니다. 유산의 위험이나 질병이 있는 경우에는 마땅히 병을 치료해야 하며, 그렇지 않은 경우에는 약물 사용을 절제하라는 뜻이죠. 또한 한의학에서는 임신 중 조심해야 할 약물, 금해야 할 약물, 사용할 수 있는 약물을 분류하고 있는데, 이 원칙에 따라 안태약은 임신 초기 유산 방지라는 목적으로 안전하게 사용할 수 있는 약물들로만 구성되어 있습니다. 따라서 습관성 유산, 계류유산의 과거력이 있거나 오랜 난임 기간을 거쳐 어렵게 임신한 경우 또는 임신 초기에 복통이나 하혈 등 유산의 위험이 있는 경우에 한의사와 상담한 뒤 복용하면 건강한 임신 유지에 도움이 됩니다. 안태약은 여러 논문을 통해 유산 방지 효과가 입증되었고, 대규모 추적 조사를 통해 임상적으로도 태아 기형 발생 위험이 전혀 없는 것으로 증명된 안전한 처방입니다.

안태약은 언제부터 복용해야 하나요?

임신을 확인하는 시점은 보통 임신 4주입니다. 임신을 확인하자마자 안태약을 복용하기 시작해서 태반이 완성될 때까지, 즉 임신 14주 정도까지 복용하면 좋습니다.

특히 유산 경험자는 임신 9~10주 정도까지 안태약을 꾸준히 복용하며 임신진행이 잘 되는지를 확인하는 것이 중요합니다.

습관성 유산의 경우 안태약만 복용하면 안전한가요?

유산이 반복된다는 것은 건강한 임신 유지에 적합하지 않은 몸을 가지고 있다는 뜻입니다. 몸의 기능이 이상하거나 불균형하다는 뜻이지요. 안태약도 중요하지만 더 중요한 것은 임신 전 준비입니다. 내 몸의 어떤 기능 이상이 임신 유지를 방해하는지 정확하게 진단받고 이를 먼저 치료한 다음 최적의 건강 상태에서 다음 임신을 계획하고, 임신을 확인한 뒤에는 안태약을 복용하는 것이 건강한 임신 유지를 위한 최선의 방법입니다.

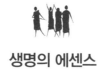

생명의 에센스

한의사로 임상을 시작한 지 20년이 되어 가지만 남성 환자를 대하는 일은 여전히 어렵습니다. 여성 질환을 전문으로 진료하다 보니 남성 환자는 드문드문, 그것도 임신을 준비하면서 아내 손에 이끌려 마지못해 오는 경우가 대부분이지요. 이들에게는 한 가지 공통적인 특징이 있습니다. 입을 꾹 다물고 있다가 겨우 툭 던지는 한마디.

"저는 건강해요. 아픈 데가 하나도 없습니다."

하나도 아프지 않다고 말하는 환자를 치료하는 것만큼 난감한 일은 없습니다. 이럴 때 당황하지 말아야 합니다. 이런저런 한의학적 검사와 진단을 하고 나서 다시 한 번 꼼꼼히 물어보면 그제야 솔직한 자기고백이 시작되거든요.

"매일 피곤하죠. 아침에 일어나는 게 힘들고 주말에는 잠만 자고 싶어요. 그런데 대한민국 남자라면 이 정도는 기본 아닌가요?"

밥은 대충 때우고 야근을 밥 먹듯이 하며 끝없이 밀려오는 업무와 성과를 증명해야 하는 무한경쟁 속 스트레스. 사실 남성들은 아플 틈도 없습니다. 게다가 아프다는 말을 꺼내는 것도 익숙하지 않죠. 여성들이 소소한 몸의 변화를 민감하게 느끼며 쑤시다, 아프다, 불편하다는 이야기를 다른 사람들과 쉽게 나누는 것과 달리 남성들은 몸의 감각에 무디고 불편함이 있어도 무시하거나 혼자 삭이는 게 버릇이 되어 있습니다. 아마 어려서부터 '남자는 강해야 한다'는 말을 귀에 못이 박히도록 들어서 그러는 게 아닐까요? 기껏 관심을 갖는 몸이란 '근육'이고 '정력'뿐인데요, 뭘. 하지만 그보다 더 중요한 것은 생명의 에센스, 바로 '정자 건강'입니다.

사실 눈에 보이지도 않는 정자에까지 관심을 가질 여력이 어디 있겠어요. 몸이 불편한 것도 아니고 생명을 위협하는 심각한 질병도 아닌데요. 그런데 정자가 생명까지 위협하지는 않더라도 기대수명(life expectancy)과 밀접한 관련이 있다는 연구 결과가 있습니다. 정자가 건강하지 못하면 오래 살지 못한다는 뜻이죠. 정자는 단지 임신을 위한 생식의 수단이 아니라, 월경이 여성의 건강을 나타내는 지표이듯, 남성의 건강을 대표한다고 볼 수 있습니다. 정자에 이상이 있는 남성은 난임으로 어려움을 겪을 뿐 아니라 나이 들면서 고혈압, 당뇨병, 골다공증 등 여러 대사이상 질환이 생길 위험이 높습니다. 그래서 최근에는 '난임은 (건강의) 경고(infertility is a warning)'라는 주장이 탄탄한 연구 결과를 바탕으로 힘을 얻고 있습니다. 스탠포드대학 연구팀은 9천 명이 넘는 대규모 표본 연구에서 정자 이상이 있는 남성이 정상 정자를 가진 남성에 비해 고혈압 등 순환 장애, 심장 질환, 혈액 질환, 내분비 질환의 위험이 현저히 높다는 사실을 발견했습니다. 2016년 독일 뮌헨에서 열렸던 유럽비뇨기과학회(European Urological Association, EUA)에서는 난임 남성이 골다공증, 당뇨병 발병 위험이 높다는 스웨덴 연구팀의 연구 결과가 발표되기도 했습니다. 병원과 친하지 않은 젊은 남성들이 임신을 준비하면서 어렵게 병원을 찾아 진료를 받았는데 정자가 건강하지 않다는 사실을 발견했다면, 무리하게 보조생식술 등을 통해 임신을 서두르지 말고 먼저 건강을 살펴야 한다는 의미입니다.

　재미있는 것은 정자 건강이 남성의 몸 전체의 건강과 관련 있다는 최신 연구 결과가 수천 년 전부터 전해 내려오는 한의학적 관점과 일치한다는 점입니다. 한의학에서는 남성 난임을 종자(種子, 씨를 뿌림) 혹은 구사(求嗣, 후대를 이음)의 범주에 포함시키고 생명의 에센스인 정(精)을 기르는 양정(養精)을 치료의 기본 원칙으로 삼습니다. 여기서 중요한 것은 정자만 건강해질 수 있는 뾰족한 방법은 없다는 것이죠. 우리 몸의 근본 에너지인 원기(元氣)가 강해야 정자도 힘을 얻고, 싹을 틔우는 생명의 원천 신음(腎陰)도 충만해야 합니다. 그렇다고 꼭 보약만 정자를 튼튼하게 하는 것은 아닙니다. 습담이라는 노폐물이 많이 쌓여 있다면 순환을 도와 노폐물을 제거하는 치료를 해야 정자가 활기차게 제 기능을 발휘할 수 있습니다.

진료실에 들어와서 무표정한 얼굴로 입을 굳게 다물고 있던 민석 씨도 그랬습니다. 키가 크고 건장한 체구에 "저는 아픈 데가 하나도 없습니다"라며 제 말문을 막았죠. 자세하게 문진과 맥진을 해 보니 기허(氣虛)와 습담 상태에 있는 걸로 파악되었습니다. 민석 씨는 IT업계에 종사하며 하루 종일 컴퓨터와 씨름하면서 과로와 스트레스에 시달리고 있었는데 정자의 수는 정상이지만 활동성이 약하고 기형정자가 많았지요. 민석 씨 부부는 시험관 시술을 세 번이나 했는데 그때마다 번번이 실패하자 임신이고 뭐고 이제는 몸이라도 건강하게 만들자는 아내의 압력에 난생처음 한의원을 찾았다고 하더군요.

"몸이 건강하지 않으면 정자는 절대로 건강해질 수 없습니다."

이 말을 누누이 강조하며 건강 식단과 운동으로 체중을 감량하고 주말에는 충분한 휴식을 취하도록 했습니다. 일을 그만둘 수는 없으니 원기를 보강하면서 습담을 제거하는 한약을 복용하도록 처방했지요. 얼마 뒤 다시 진료실을 찾은 민석 씨는 몸이 가벼워졌다는 말과 함께 "사실은 제가 아침 두통이 있어요", "저녁이 되면 숨이 좀 찹니다" 등 첫 진료 때와는 달리 이런저런 증상을 이야기하더군요. 몸이 느끼는 감각에 주의를 기울이기 시작했다는 반가운 신호였습니다. 냉동란 이식을 코앞에 두고 있던 어느 날, 민석 씨 부인이 자연임신 소식을 전해 왔습니다. 몸이 건강해지면서 활력을 얻은 정자가 임신으로 이어진 대표적인 사례입니다.

요즘은 결혼 전에 미리 정액 검사를 받고 건강진단서를 교환하는 경우도 있지만 일반적인 건강검진도 아니고 정액 검사를 받는다는 게 참 번거로운 일이긴 합니다. '설마……' 하는 마음으로 미룰 수 있을 때까지 미루기도 하지요. 하지만 손바닥도 마주 쳐야 소리가 나듯 임신도 남성과 여성 둘 다 건강해야 가능한 일입니다. 예전에는 '칠거지악' 운운하며 임신 못하는 책임을 모두 여성의 탓으로 돌렸지만 지금이야 어불성설이지요. 난임의 반은 남성의 문제, 즉 정자 이상과 관련이 있다는 게 기본 상식이니까요. 따라서 피임을 하지 않고 1년이 지나도 임신이 안 된다면 난임 검사를 시작해야 하고, 그중에서 가장 먼저 해야 하는 검사가 정액 검사입니다. 초음파, 자궁-난관 조영술, 호르몬 검사 등 여성의 검사가 월경주기에 따라 단계별로 복잡하게 이루어지는 데 비해 남성의 생식력을 확인하는 데는 간단한 정액 검사만으로 충분합니다. 세계보건기구 기준(2010)으로는 정자의 수가 1밀리리터당 1,500만 마리 이상, 활동하는 정자가 40퍼센트 이상, 정상 모양 정자가 4퍼센트 이상일 때 임신에 별 무리가 없다고 봅니다.

정액 검사가 남성의 생식 기능을 파악하는 중요한 잣대가 되기는 하지만 검사 결과가 정상이라고 무조건 마음을 놓아서도 안 됩니다. 정액 검사를 할 때에는 술도 안 먹고 성관계도 안 하고 비교적 가장 좋은 상태에서 병원에 가지만 일상생활이 늘 그렇지는 못하니까요. 어제 과로하면 오늘 약해지는 게 정자이니 매일매일 몸 상태를 관리하는 게 중요합니다. 또한 정액 검사가 정상인 남성의 63퍼센트에서 정자 DNA 손상 비율이 높다는 연구가 있는데, 정자 수나 활동성, 모양에 이상이 없어도 정자의 DNA 분절이 증가하면 임신이 되더라도 수정란 분화가 안 되면서 반복 유산 위험이 높아집니다.

"지난 50년간 전 세계 남성의 정자 수가 반으로 감소했다"는 덴마크 연구팀의 발표 이후 인류의 정자가 점점 약해지고 있다는 경고는 계속되고 있습니다. 덴마크 연구팀의 연구에 방법론적으로 문제가 있었다는 논란이 제기되기도 했지만 이후 견고하게 이루어진 2012년 프랑스 연구팀의 연구에서도 15년간 평균 정자 수가 32.2퍼센트나 적어졌다는 사실을 확인했습니다. 2016년에는 현재 남성들의 테스토스테론 수치가 1980년대 남성에 비해 훨씬 낮다는 연구 결과도 발표되었습니다.

이전과 비교할 수 없이 먹을 것도 많고 살기도 편해진 풍요의 시대에 왜 정자는 자꾸 약해지는 걸까요? 정자를 죽이는 대표적인 '정자 킬러(sperm killer)'로 꼽히는 것이 바로 환경호르몬입니다. 호르몬을 교란시키는 화학물질로 알려진 비스페놀A나 프탈레이트는 일상에서 피하는 게 거의 불가능하다 싶을 정도로 우리 주변에서 흔히 만납니다. 예를 들면 물건을 살 때마다 받는 영수증의 일부는 비스페놀A로 코팅되어 있고 일회용 용기나 비닐 팩, 통조림, 향 비누나 샴푸 또는 비닐로 된 샤워커튼 등에도 내분비교란물질들이 많이 포함되어 있습니다. 몸속에서 비스페놀A나 프탈레이트가 많이 검출된 남성일수록 정자 수가 적고 정자 질이 좋지 않은 것으로 밝혀졌습니다. 그러니 필요하지 않은 영수증은 바로 폐기하고 보관할 때는 손이 쉽게 닿는 지갑보다 봉투에 넣어 두는 것이 안전합니다. 간편식보다는 신선음식, 캔보다는 유리에 든 음식을 선택하고, 비누·목욕 제품·세제를 사용할 때도 가급적 향이 없고 천연식물을 이용한 친환경 제품을 선택하는 것이 좋습니다.

여성은 자궁, 난소 등 생식기관이 위치한 아랫배가 따뜻해야 임신에 도움이 되지만, 정자는 열에 약하기 때문에 남자는 아래를 늘 서늘하게 해야 합니다. 정자를 만들어 내는 고환이 외부에 노출되어 있는 음낭 속에 위치한 것도 건강한 정자 생산을 위한 신의 섭리지요. 음낭의 온도가 몸 중심의 온도보다 최소 1~2도는 낮아야 합니다. 온도가 1도 올라갈 때마다 정자 생성이 40퍼센트 감소하거든요. 꽉 끼는 속옷은 하체 온도를 높일 수 있으니 통기성이 좋은 넉넉한 옷을 입고, 운전을 오래하거나 하루 종일 앉아서 일한다면 정자 건강을 위해 중간중간 몸을 움직이며 휴식을 취하는 게 좋습니다. 특히 겨울철 자동차의 열 시트는 음낭 온도를 빠르게 높이면서 정자를 손상시킬 수 있으니 가급적 좌석의 열선은 끄고 히터로 실내 온도를 높이는 게 좋습니다. 뜨거운 탕 목욕이나 사우나도 너무 자주하는 것은 금물입니다.

과로나 스트레스 외에 정자를 약하게 하는 대표선수는 술, 담배, 비만, 전자파입니다. 술 먹고 실수로 임신했다는 이야기에 혹하지 마세요. 일주일에 맥주 천 시시 정도의 가벼운 음주도 정자의 질을 저하시킬 수 있다는 연구 결과가『영국의학저널(The British Medical Journal)』에 소개된 적도 있습니다. 그러니 임신을 기다리는 부부에게 과음은 금물이겠죠? 담배는 정자의 수, 활동성, 모양 모두에 나쁜 영향을 미칠 뿐 아니라 흡연으로 증가한 활성산소가 정자의 DNA를 손상시켜 수정, 착상, 임신 확률을 떨어뜨리니 건강한 임신을 생각한다면 금연은 선택이 아니고 필수입니다. 또한 비만한 남성은 성욕 감퇴, 발기부전 등 성기능 장애 빈도가 높습니다. 테스토스테론 저하와 희소정자증 발병 위험 또한 높으니 정자 건강을 위해서는 적정 체중을 유지하는 일이 매우 중요합니다.

요즘은 일할 때나 쉴 때 컴퓨터와 스마트폰 없는 생활을 상상하기 어려울 정도입니다. 전자파는 정자의 DNA 손상을 일으키고 정자의 질을 저하시켜 남성 난임을 일으키는 주범입니다. 아주 안 쓸 수는 없지만 몇 가지 생활 습관만 고쳐도 전자파의 피해를 최소화할 수 있습니다. 꼭 필요할 때 아니면 컴퓨터와 스마트폰 사용하지 않기, 노트북컴퓨터는 무릎에 올려놓지 말고 책상에 두고 사용하기, 통화할 때는 이어폰 사용하기, 충전 중에는 휴대전화 사용하지 않기, 바지 앞주머니에 휴대전화 보관하지 않기 등 쉬운 것부터 실천해 보세요.

임신이 잘 안 되면 여성의 나이는 크게 문제 삼으면서 남성의 나이는 전혀 상관없다고 여기는 편견도 문제입니다. 사실은 그렇지 않습니다. 35세 이상 남성은 25세 미만에 비해 12개월 이내에 상대가 임신할 확률이 50퍼센트밖에 되지 않고, 2004년 『미국역학저널(American Journal of Epidemiology)』에 발표된 덴마크 연구팀의 논문을 보면 남성의 연령이 증가할수록 배우자의 유산 위험이 뚜렷하게 증가했습니다. 그뿐만이 아닙니다. 아빠의 나이가 많을수록 태어난 아이에게 유전자 변이 관련 질환이 증가했습니다. 단순히 나이의 문제가 아니라 노화된 몸, 건강하지 않은 정자가 문제입니다.

건강한 정자를 만들기 위해서는 항산화물질이 풍부한 과일과 채소를 충분히 먹어야 합니다. 특히 오미자, 구기자, 복분자 등은 항산화물질을 많이 포함할 뿐 아니라 한의학적으로 생식 기능을 주관하는 신 기능을 튼튼하게 하는 대표적인 음식이니 정자 건강에는 안성맞춤입니다. 물론 잔류 농약을 늘 주의해야 하죠. 살충제는 벌레만 죽이는 것이 아니라 정자도 약하게 만드니 가급적이면 무농약 유기농 음식을 선택하는 게 좋습니다. 돼지고기나 소고기 등 붉은 고기를 많이 먹거나, 특히 햄이나 베이컨 등 가공된 육류를 많이 먹으면 정자가 약해지니 주의가 필요합니다. 그렇지만 완전 채식주의자의 정자가 육식을 하는 남성에 비해 약하다는 연구 결과도 있으니 건강한 환경에서 사육한 고기를 적당히 먹는 것이 정자 건강에 도움이 됩니다.

임신을 준비하면서 여성의 건강에는 많은 관심을 갖고 챙기는 반면 (그만큼 부담도 주지요), 남성의 건강은 (면피이기도 하지만) 소외되곤 합니다. 특히 정액 검사에서 이상이 있는 경우 별다른 노력 없이 인공수정이나 시험관 시술 등 보조생식술로 직행하는 경우가 많은데 정자를 생식의 수단으로만 보는 편견 때문입니다. 남성들에게도 건강을 회복할 기회를 주어야 합니다. 과로, 스트레스, 힘든 일상으로 몸이 상하면서 정자도 힘들어졌는데 억지로 임신을 시킨다고 건강한 임신이 가능하겠어요? 설령 임신이 된다 하더라도 건강 이상의 신호를 놓치면서 질병 위험이 높아집니다. 원기 충만하고 활력 넘치는 몸이 건강한 정자를 만들수 있습니다. 정력 세다 자랑 말고 정자 건강을 먼저 살피세요. 건강한 정자가 남성 건강의 근본입니다.

남성 106명의 휴대전화 사용 습관과 정자 질의 상관관계를 분석한 이스라엘 연구팀의 연구 결과, 하루 한 시간 이상 휴대전화로 통화하는 경우와 충전 중인 휴대전화로 전화하는 경우에 정자 수가 뚜렷하게 감소했습니다. 평소에 휴대전화를 어떻게 보관하는지도 조사했는데, 정자 수에 이상이 있는 사람 중 33명이 휴대전화를 정자가 만들어지는 장소인 고환으로부터 50센티미터 이내에 보관했으며, 단 한 사람만이 50센티미터보다 먼 곳에 보관했습니다. 다만 정상 정자 수 그룹에서도 휴대전화를 고환과 가까운 곳에 보관하는 경우가 많아 통계적 유의성은 없었습니다.

연구자들은 휴대전화에서 방출되는 전자파가 DNA 손상을 유발해 정자 생성을 방해하거나, 방출열로 고환 주위의 온도가 높아지니 열에 약한 정자에 이상이 생겼을 것으로 추정하고 있습니다. 특히 휴대전화 충전 중에 통화를 하면 충전하는 외부 전력원에서 방출되는 에너지와 높은 전류가 신체에 전해지면서 더 크게 나쁜 영향을 미친다고 설명합니다.

현대인의 필수품이 되어 버린 휴대전화, 몇 가지 습관만 고쳐도 건강을 지킬 수 있으니 기억하세요.

첫째, 가급적 휴대전화 사용 시간을 줄이며 사용할 때는 이어폰이나 스피커폰을 사용한다.

둘째, 충전 중에는 휴대전화를 사용하지 않는다.

셋째, 휴대전화를 가지고 다닐 때는 윗옷 주머니나 가방 등 가급적 고환에서 먼 곳에 넣는다.

넷째, 잠자리에는 휴대전화를 가지고 들어가지 말고 특히 침대 옆에 보관하지 않는다.

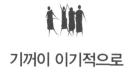

기꺼이 이기적으로

몸이 뭔가 이상합니다. 감기도 아닌데 으슬으슬 춥기도 하고 기운이 하나도 없고 잠은 쏟아집니다. 자꾸 소변이 마렵고 배도 약간 뻐근한 것 같습니다. 그러고 보니 월경 예정일이 지났네요. 떨리는 마음으로 임신 테스트를 했더니 선명한 두 줄. 기쁘기도 하고 당혹스럽기도 하고 기대되기도 하고 불안하기도 하고 오만 가지 감정이 교차합니다.

'내가 엄마라니……. 아직 준비가 덜 됐는데 앞으로 어떻게 하지?'라는 걱정도 듭니다. 괜찮아요. 완벽하게 준비하고 임신하는 사람은 없으니까요. 엄마의 역할은 평생 동안 익혀도 부족한 일종의 수련입니다. 그런 걱정보다는 임신 중에 변하는 나의 몸을 잘 살피고 돌보는 게 더 중요합니다. 이제 나만의 몸이 아닌 소중한 두 사람의 몸이 되었으니까요.

임신을 하면 우선 몸이 여기저기 아프기 시작합니다. 평소에 잘 안 걸리던 감기도 자주 걸리고 질염이나 방광염 같은 염증도 자주 생기죠. 면역력이 떨어져서 그렇습니다. 엄마에게는 면역력 저하가 별로 반갑지 않지만 임신을 성립하고 유지하기 위해서는 어쩔 수 없이 필요한 몸의 고육지책입니다. 냉정히 말하면 태아는 내 유전자의 반밖에 가지고 있지 않은 남이고 임신은 '낯선 이와 동거'의 시작이지요. 그런데 면역력이 너무 예민하게 작동하여 태아를 남으로 인식하고 거부하면 아예 임신이 안 되거나 임신이 되더라도 초기에 유산하기 쉽습니다. 이렇게 면역력이 약해지다 보니 평소에 건강하던 사람도 갑자기 몸이 안 좋아 약을 먹게 되는 경우가 많습니다. 약 복용 중에 예상치 못한 임신을 하면 '혹시 약 때문에 태아에 이상이 생기는 게 아닐까?' 하는 걱정이 산더미같이 커지죠. 심지어 임신중절을 고려하는 경우도 있습니다.

임신 중 약물 복용은 당연히 조심해야 하지만 지나친 걱정은 금물입니다. 임신 주수는 마지막 월경일을 기준으로 계산하기 때문에 월경을 거르고 나서 임신을 확인하는 시점은 임신 4주경입니다. 임신인지 모르고 약을 먹는 시기, 즉 배란일로부터 임신 4주까지는 '전부 아니면 아무것도 아닌(all or nothing)' 시기로 약물이 나쁜 영향을 미쳤으면 아예 임신이 안 되니까 일단 임신이 됐으면 약물로 인한 위험은 없다고 봐도 됩니다.

임신 초기에 가장 주의해야 할 증상은 복통을 동반한 출혈입니다.

'혹시 월경인가?' 싶었는데 월경 예정일 즈음 아주 살짝 묻고 지나가는 소량 출혈은 착상이 되면서 나타나는 착상혈일 수 있으니 크게 염려하지 않아도 됩니다. 만약 배가 많이 아프거나 출혈량이 많아지면 초기 유산의 징조이므로 하던 일을 멈추고 안정과 휴식을 충분히 취해야 합니다. 한의학에서는 임신 초기에 나타나는 복통을 태동불안(胎動不安), 출혈을 태루(胎漏)라고 부르는데 이 경우 안태약을 처방하여 유산 방지를 돕습니다.

임신의 상징처럼 여겨지는 입덧은 결코 낭만적이지 않은, 겪어 보지 않으면 알 수 없는 절대 고통입니다. 입덧은 보통 임신 6주경부터 시작하여 임신 12주 정도까지 지속됩니다. 운이 좋으면 입맛이 변하거나 약간의 소화장애, 메스꺼움처럼 비교적 가볍게 넘어가지만, 음식을 전혀 입에 댈 수 없고 물만 먹어도 토하는 증상으로 심한 고통을 겪는 여성들도 있습니다. 임신 중 입덧은 엄마에게는 너무 힘들지만 진화생물학자 마지 프로펫(Margie Profet)은 입덧이 임신 초기 독소나 위험 물질로부터 태아를 보호하기 위한 방어기전이라 주장합니다. 실제로 임신 중 입덧이 있는 산모는 입덧이 없는 여성에 비해 유산 위험이 뚜렷하게 낮기도 합니다.

입덧은 속이 비어 있는 아침에 심해지는 경향이 있어 '모닝 시크니스(morning sickness)'라고도 부릅니다. 이럴 땐 입맛에 맞는 음식을 조금씩 자주 섭취하여 속을 채워 주면 도움이 되지요. 가급적 소화에 부담이 없는 부드러운 음식을 선택하는 게 좋습니다. 몸이 피곤하거나 스트레스가 심하면 입덧이 심해질 수 있으니 가족들의 도움과 따뜻한 배려도 절실합니다. 음식 냄새에 민감한 여성을 위해 외식을 하거나 남편이 음식을 준비하는 센스를 발휘해 보세요. 그리고 공기가 너무 덥거나 사람이 많은 곳에서는 입덧이 악화될 수 있으니 자주 환기해 주고, 신선한 공기를 마시며 산책하는 것도 좋은 방법입니다. 잦은 구토로 몸이 탈수되고 전해질의 균형이 깨질 우려가 있으니 물을 자주 마시고 과일이나 채소로 충분히 수분 보충도 해 주세요. 생강차나 귤껍질을 말린 귤피차는 한의학에서 입덧을 가라앉히는 명약으로 꼽히는데, 따뜻하게 끓여 수시로 마시면 입덧을 완화하는 데 도움이 됩니다.

그럼에도 심한 입덧이 지속되면 의학적인 도움을 받으세요. 심한 입덧은 삶의 질을 떨어뜨릴 뿐 아니라 태아 발달의 가장 중요한 시기에 아기의 건강을 위협할 수 있으니까요. 한의학에서는 심한 입덧을 임신오조(姙娠惡阻)라고 부르며 소화 기능을 주관하는 비위 기능을 보강하고 습담을 제거하는 한약 처방으로 다스립니다. 귀에 붙이는 이침 치료를 병행하여 입덧을 완화시키기도 하지요.

'태아가 엄마의 자궁 속에서 경험한 환경이 평생 건강을 결정할 뿐 아니라 그 아이의 아이까지, 세대를 넘어서는 영향을 미친다'는 태아 프로그래밍(fetal programming) 이론을 생각하면 임신 중 먹고 마시고 생활하는 환경 어느 하나 소홀히 할 수 없습니다. 태어난 이후 어떤 환경에서 살아가게 될지 전혀 알 수 없는 태아는 엄마 배 속에서 경험했던 환경을 근거로 앞으로 살아갈 몸을 만들지요. 예를 들면 엄마 배 속에 있을 때 영양 공급을 충분히 받지 못한 아이는 태어나서 살아갈 환경도 그럴 것이라 예상하고 에너지를 절약하는 대사 모드를 설정합니다. 그런데 막상 태어나 고지방 고칼로리 음식을 많이 섭취하면 다른 아이들에 비해 비만해지기 쉽고 커서도 고혈압, 당뇨병 등 성인병에 걸릴 위험이 높아지죠. 또한 엄마 배 속에서는 신경계와 내분비계 등 평생 동안 사용할 주요 기관이 형성되기 때문에 이 시기에 안 좋은 환경에 노출되면 첫 출발부터 단추가 잘못 꿰어지면서 평생 건강을 해치게 됩니다. 특히 급속한 산업화의 영향으로 환경호르몬 노출 위험이 높아지고 있는데 비닐, 플라스틱 제품, 일회용품, 캔 등에 포함된 비스페놀A 등은 여성호르몬과 유사한 분자구조를 가진 내분비교란물질이어서 엄마 배 속에서 과다하게 노출될 경우 성조숙증, 배란장애, 월경불순, 난임 등 생식 기능에 문제가 생길 우려가 높고 유방암, 자궁암, 고환암의 발병 위험이 높아진다는 여러 연구 결과도 있습니다.

임신 중 흡연을 절대적으로 피해야 한다는 건 상식입니다. 임신 중 과도한 음주 또한 '태아알코올증후군'이라 부르는 태아의 신체적, 정신적 결함을 유발할 수 있으니 과음도 금물입니다. 임신 중 어느 정도의 음주가 안전한지에 대해서 정해진 기준은 아직 없어요. 일주일에 한두 번, 가벼운 한두 잔의 술도 태아의 뇌 발달을 방해하고 출산 이후 주의력 결핍 등의 위험을 높인다는 연구가 있으니 '한 잔'의 유혹이 몰려와도 꾹 참는 게 좋습니다.

"다른 건 다 참아도 커피는 못 참아!"라고 외치는 분들 많죠? 카페인은 태반 혈관을 수축시켜 태아에게 가는 영양과 산소 공급을 방해하면서 조산이나 저체중아 출산 위험을 높입니다. 임신 중에는 하루 300밀리그램 이하로 카페인을 제한하도록 권장합니다. 연한 원두커피 한 잔 정도는 기분 전환을 위해 마실 수 있지만 커피 말고도 차, 초콜릿, 청량음료, 에너지 드링크 등 카페인을 함유하고 있는 음식이 많다는 사실을 기억하고 조심해야 합니다.

태반이 완성되고 임신이 어느 정도 안정기에 접어들면 운동을 하는 것이 좋습니다. 임신 중 적정 체중을 유지하는 데 도움이 되고 체력을 기르면 나중에 분만할 때도 훨씬 수월하니까요. 다만 윗몸일으키기처럼 배에 힘이 들어가는 운동이나 핫요가 등 체온을 너무 높이는 운동은 좋지 않습니다. 배가 나오면서 중심 잡기가 어려워지니 넘어지기 쉬운 운동 또한 조심하세요. 과격한 운동은 아기에게 가는 혈류량을 감소시키니 너무 무리하면 좋지 않습니다.

육체적 건강 못지않게 중요한 것이 임신 중 정신적 건강입니다. 전통 태교에서는 임산부에게 좋은 것만 보고 들으라고 강조합니다. 엄마의 심리상태가 태아에게 직접적인 영향을 미치기 때문이지요. 정밀 초음파로 관찰했을 때 엄마가 스트레스를 받으면 배 속 아이의 행동 유형이 바뀐다는 연구 결과가 있습니다. 좋은 음악을 들려주었을 때 엄마의 혈압이 안정되면서 태아의 심박동도 평안해집니다. 임신 중 스트레스 지수가 높을수록 아기가 태어나 자라면서 우울증 발병 위험이 높아지기도 합니다. 콜센터나 서비스직 등 감정노동에 종사하는 여성 중에 임신한 여성 노동자가 있다면 각별히 배려해 주세요.

사는 게 바쁘다는 핑계로 내 몸 하나 제대로 돌보지 못하다가 몸속에 생명을 품어 기르면서 비로소 우리는 두 사람 몫의 건강을 챙깁니다. 내 몸에 가장 좋은 음식만 주세요. 충분히 쉬고 적당히 움직이며 즐겁고 행복하게, 내 인생 최고로 나에게 잘해 주세요. 엄마가 건강하고 행복해야 아기도 건강합니다. 그렇게 열 달을 사이좋게 잘 보내고 나면 개봉박두 사랑하는 아기를 만날 시간입니다.

입덧이 심하다면

입덧은 임신 초기에 나타나는 특이한 소화기 증상입니다. 증상의 형태와 심한 정도도 개인차가 많지요. 보통은 소화불량, 메스꺼움 등을 호소하며 심한 경우 구토를 동반합니다.

입덧은 보통 임신 6주경부터 시작해 12주가 지나면 감소하곤 합니다. 가벼운 입덧은 큰 문제없이 쉽게 넘어가기도 하고, 어찌 보면 입덧은 '임신이 잘 유지되고 있다는 증거'이기도 합니다. 유산을 경험한 여성들에게는 좋은 신호이기도 해요. 하지만 심한 입덧은 산모와 아기의 건강을 위협하고 삶의 질을 심각하게 떨어뜨리므로 현명한 대처가 필요합니다.

식사는 꼬박꼬박, 먹고 싶은 음식은 소량씩 자주

입덧을 '모닝 시크니스'라고 부르는 이유는 오랫동안 속이 빈 아침에 심해지는 경향이 있기 때문입니다. 가급적 속이 비지 않도록 자주, 가볍게 먹는 게 좋습니다.

임신 중에는 입맛이 많이 변하고, 먹었을 때 편한 음식도 개인마다 다릅니다. 먹었을 때 속이 편한 음식을 소량씩 자주 먹는 것이 입덧에는 가장 좋습니다.

물은 자주, 채소나 과일로 탈수 예방

심한 입덧으로 구토를 자주 하면 탈수가 생기면 전해질의 균형이 깨질 수 있습니다. 물만 먹어도 구토하는 경우도 있지만, 가급적 물이나 채소나 과일을 많이 섭취해야 탈수를 예방할 수 있습니다.

요리는 가급적 다른 사람에게 부탁

요리를 할 때 올라오는 냄새가 입덧을 악화시킬 수 있습니다. 환기를 자주 하고, 가급적 열을 가하는 요리는 삼가며, 필요한 경우 다른 이에게 요리를 부탁하는 것이 입덧 완화에 도움이 됩니다.

충분한 휴식

임신 초기에는 피로감이 심해질 수 있습니다. 몸이 힘들면 입덧이 심해질 수 있으니 충분한 휴식과 안정이 필요합니다.

가벼운 산책 그리고 너무 덥지 않게

너무 더운 장소나 실내에 오래 있으면 입덧이 악화될 수 있습니다. 사람이 많은 곳에는 가지 않는 것이 좋으나, 기분전환도 할 겸 가볍게 산책하는 것은 입덧 완화에 도움이 됩니다.

스트레스는 입덧의 적

스트레스는 입덧을 악화시킵니다. 임신 초기 누구나 겪을 수 있는 자연스러운 변화라 생각하고 마음을 편히 갖는 것이 필요합니다. 가족의 배려와 애정이 좋은 약이 될 수 있으며 특히 배우자의 도움이 가장 중요합니다.

생강차, 귤피차 마시기

생강과 귤껍질을 말린 진피는 한의학에서 위를 튼튼하게 하고 구토를 가라앉히는 작용이 있어 입덧의 명약으로 쓰이니 수시로 마시면 도움이 됩니다.

심한 입덧은 한약이나 침 치료로 완화

심한 입덧은 엄마의 몸을 힘들고 불편하게 할 뿐 아니라 태아의 건강도 위협할 수 있습니다. 이럴 때는 전문가의 치료가 필요합니다. 비위 기능을 보강하면서 입덧을 가라앉히는 한약이 입덧 완화에 도움이 됩니다. 초기에 임신 진행이 불안정하면 유산을 방지하기 위한 안태약과 입덧 약을 병행하여 처방하기도 합니다. 귀에 스티커처럼 붙이는 이침도 입덧을 가라앉히는 데 효과가 좋습니다.

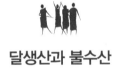

달생산과 불수산

전날 산부인과에서 출산하려면 아직 멀었다는 이야기를 듣고 양손 가득 장바구니를 든 채 언덕을 올라서일까요. 아침부터 배가 묵직하더니 진통이 시작됐습니다. 배가 아플 때면 숨을 고르기 위해 일하던 병원 복도를 걸었는데 어느새 규칙적으로 진통이 오더군요. 그날따라 연장근무 당번이라 저녁 8시가 돼서야 일과가 끝났는데 분위기가 심상치 않아 일하던 책상을 정리하고 출산 휴가에 들어가기 위해 짐을 꾸렸습니다. 퇴근 뒤 남편과 소고기 한 근을 구워 먹으며 마음의 준비를 했지요. 진통을 잊으려 텔레비전을 보고 있는데 양수가 터지고 '아, 때가 왔구나!' 하는 직감이 들었습니다.

출산이 다가오면서 남편과 함께 분만에 대한 이런저런 정보를 찾아

보면서 우리의 첫 아기를 어떻게 맞이할까 심사숙고했습니다. 가장 자연스러운 방식으로 아이를 만나고 싶은 마음과 첫 출산이니만큼 안전에 대해 고민도 했지요. 두 가지를 절충하여 의료적 개입을 최소화하는 병원 출산을 하기로 결정하고 그 당시 우리나라에 막 도입된 '수중분만'을 선택했습니다.

난생처음 겪어 보는 진통은 극심했지만 아담한 온돌방에서 친정어머니, 언니, 남편이 함께 도와주고 격려해 주니 그럭저럭 할 만했지요. 그렇게 두세 시간쯤 지나 진통이 최고조에 달했을 때 분만을 위해 욕조 속에 들어갔습니다. 머리카락이 보였다 들어갔다, 진통하는 엄마와 한참을 밀당하던 아기는 물속에서 몸을 빙그르 돌리며 세상에 나왔습니다. 막 태어난 아기는 평안해 보였고 세상에서 맞는 첫날 밤을 신생아실이 아닌 엄마가 진통했던 그 방, 아빠의 배 위에서 보냈습니다.

둘째는 가까운 산부인과에서 가족분만을 하기로 결정했습니다. 첫째를 비교적 수월하게 출산했기에 혹시 멀리까지 가면 가는 길에 낳을지도 모른다는 불안에서 내린 결정이었어요. 아니나 다를까. 큰아이 어린이집 엄마 셋이 모여 피자를 먹으며 수다를 떨다가 집에 왔는데 배가 아프더군요. 한 번 출산을 해 본 경험자라 '이 정도 아파서야 아이가 나오겠어?' 생각했는데 5분 간격으로 규칙적인 진통이 왔습니다. 심한 진통은 아니었지만 '새벽이 되기 전에 한번 가 보자'며 병원에 갔는데 힘 두 번 주니 둘째가 태어났습니다. 누가 인류의 후손 아니랄까 봐 두

아이 모두 새벽에 낳았어요. 낮에 활동하는 종은 포식자를 피해 안전하게 출산하려고 보통 밤에 진통을 하다 새벽녘에 아기를 낳는 경향이 있거든요.

제대한 남성들이 모이면 한동안 한풀이하듯 군대 이야기를 하는 것처럼 출산한 여성들이 모이면 신나게 각자의 분만 경험을 나누곤 합니다. 세상에 태어나서 겪은 가장 경이롭고 위대한 사건이니까요. 이야기를 하다 보면 출산은 생물학적 현상이라는 점에서는 동일하지만 다양한 개인의 경험으로 체화되어 나타난다는 걸 알 수 있어요. 고통 없는 출산은 없지만 그보다 더 큰 기쁨과 환희로 기억되기도 하고, 그런가 하면 두 번 다시 겪고 싶지 않은 두려움과 공포, 굴욕으로 분만을 기억하는 여성도 있습니다.

좋지 않은 기억의 대부분은 '출산의 의료화(medicalization)'와 관련이 있습니다. 이전에는 여성 생애주기의 자연스러운 과정 중 하나로 가족이나 이웃과 함께하던 출산이 의료 영역으로 편입되면서 임산부는 '환자'가, 분만은 의학적 처치가 필요한 '질병'이 된 것이지요. 출산이 병원에서 의료인의 엄격한 통제 아래 이루어지는 의료행위가 되면서 주체가 되어야 할 임산부는 대상화되고 소외되었습니다. 감염을 예방한다는 이유로 외부인의 출입이 엄격히 통제되고 산모는 차가운 모니터링 기계에 연결되어 홀로 진통을 겪어야 하지요. 중력의 힘을 빌리면 아기 낳기가 훨씬 수월할 텐데 쪼그려 앉는 자세 대신 의사의 편의를 위해 분만침대에 누워야 합니다. 게다가 우리나라에서는 미국, 유럽 등 다른 나라에서는 드문 '굴욕 삼종 세트'라고 불리는 제모, 관장, 회음절개를 실시하기도 하지요.

여전히 분만의 99퍼센트가 병원에서 이루어지고 있지만 다행히 분만 문화는 조금씩 변해 가고 있습니다. 의료의 개입을 최소화하는 자연출산에 대한 관심이 높아지면서 조산원이나 집에서 분만하는 여성들이 늘고 있지요. 병원 분만이라고 하더라도 임산부의 의견을 존중하는 다양한 분만 환경이 만들어지고 있습니다. 영국의 공공의료를 담당하는 국민보건서비스(National Health Service, NHS)에서는 위험이 낮은 임신이라면 가급적 병원 분만을 피하고 조산소나 가정 분만을 하도록 권고하는 가이드라인을 발표하기도 했습니다. 영국의 젊은 여성들 사이에서는 가족이나 친구들이 분만 과정에 함께 참여하는 '대중 분만(crowd-birthing)'이 인기를 끌고 있다더군요.

분만은 변수가 워낙 많아 계획한 대로 이루어지지 않지만 자연분만, 무통분만, 제왕절개 등 다양한 분만 형태가 있고 가족분만, 모자동실, 출산 전후 관리 등도 분만 장소에 따라 차이가 많으니 미리 전문가의 조언을 구하고 배우자와 상의하여 심사숙고한 뒤 나에게 가장 적합하고 행복한 분만을 준비하는 것이 중요합니다.

가급적이면 진통을 할 때 가족이나 친구, 내가 신뢰할 수 있는 누군가가 곁에서 도움을 줄 수 있는 분만 환경인지 미리 확인해 보는 것이 좋습니다. 인류는 좁은 골반으로 머리가 큰 아기를 낳아야 하기 때문에 출산 시 위험이 따르고, 그래서 분만할 때 조력자가 필요한 유일한 종입니다. 인류학적 연구를 살펴보면 보통 가족 중에 분만 경험이 있는 여성들이 도움을 주는 역할을 담당했다고 합니다. 출산 내내 산모 곁에서 신체적, 정신적으로 지지해 주는 '둘라(doula)'라는 출산 도우미 여성을 두기도 했고요. 분만실 밖에서 초조하게 담배만 피우던 남편의 모습은 옛이야기가 되었습니다. 요즘은 진통하는 아내 곁을 지키는 배우자가 늘고 있는데 마셜 클라우스(Marshall H. Klaus)의 연구에서는 진통과 분만 과정에서 정서적 지지를 받은 경우 진통시간이 25퍼센트 감소하고 제왕절개 비율이 3분의 2나 줄었으며 분만 중 아기의 머리를 집어 꺼내는 분만겸자의 사용이 82퍼센트 줄었고 산후우울증이 감소하고 모유수유 비율이 증가했다고 밝히고 있습니다.

병원의 제왕절개 비율도 미리 확인하면 좋습니다. 제왕절개 수술은 심각한 난산에서 태아와 산모의 생명을 살리는 꼭 필요한 수술이지만 우리나라의 제왕절개 분만율은 높아도 너무 높습니다. 세계보건기구 권고 기준인 10~15퍼센트의 두 배가 넘으니까요. 너무 쉽게 제왕절개 수술을 결정하지 않았으면 합니다. 수술한 산모는 자연분만 산모보다 회복 시간이 오래 걸리고 유착과 같은 합병증 우려가 있으며 모유수유에도 어려움을 겪을 수 있으니까요. 아기도 마찬가지입니다. 제왕절개로 태어난 아기는 생리 조절이나 수면 리듬이 깨지고 호흡기 질환 등이 증가하는 경향이 있습니다. 제왕절개 수술 중에 투여하는 약물이 미치는 영향 말고도 연구자들은 진통의 중요성을 강조합니다. 동물들이 막 태어난 새끼를 혀로 핥아 자극하는 것처럼 사람은 자궁이 수축하면서 발생하는 진통으로 배 속에 있는 아기를 자극하여 호흡, 소화, 신경계의 발달을 돕는다고 인류학자 애슐리 몬터규(Ashley Montagu)는 설명합니다. 진통할 때 분비되는 스트레스호르몬도 신생아의 후각 발달과 엄마와의 관계 형성에 긍정적인 영향을 준다고 하네요.

출산 예정일이 지나 임신 42주에 이르면 흔히 유도분만을 하는데, 이 선택에도 신중을 기해야 합니다. 미국 연구팀이 호르몬 검사를 통해 정확한 배란일과 착상일을 계산한 다음 임산부들의 출산일을 살펴봤더니 예정일에 아기를 낳는 경우는 단지 4퍼센트뿐이었습니다. 영국의 유력한 일간지 『가디언(The Guardian)』에서는 "임신 기간 40주의 신화는 깨졌다(The 40-week pregnancy myth has popped)"고 보도하기도 했지요. 섣불리 유도분만을 하면 옥시토신 투여로 인해 출산 시 통증이 심해지면서 진통제 사용이 증가하고 제왕절개 위험이 커질 수 있습니다. 자궁수축이 시작되기 전에 미리 양수가 터지거나 엄마와 아기의 건강이 심각하게 위협받는 경우라면 당연히 유도분만을 고려해야 하지만 그저 임신 기간이 길어졌다는 이유로 무조건 유도분만을 서둘러서는 안 됩니다.

출산 후 엄마와 아기가 충분히 접촉할 수 있는 여건인지도 알아봐야 합니다. 출산 후 한 시간을 아기의 생존과 평생 건강을 좌우하는 '골든타임(golden time)'이라고 부르는데 막 태어난 아기를 엄마 품에 올려놓으면 양수 냄새에 익숙한 아기는 엄마의 가슴을 찾아 젖을 빨기 시작합니다. 이렇게 유선을 자극하면 모유 생성에 도움이 되지요. 엄마의 가슴으로 기어오르는 아기의 몸짓과 발동작이 엄마의 자궁 수축을 도와 과다 출혈을 방지하기도 합니다. 엄마와 아기 모두에게 도움이 되는 윈-윈 전략이지요.

어쩌면 자랑으로 들렸을지도 모를 저의 순산 비법은 타고난 체질 덕분일 수도 있지만 전통 한의학의 도움이 있기에 가능했습니다. 업계에서는 "여성 한의사치고 힘들게 아기 낳은 사람 없다"는 조금은 과장된 이야기가 돕니다. 순산을 도와주는 명약 '달생산(達生散)'과 '불수산(佛手散)' 덕분입니다. 조선시대 『승정원일기(承政院日記)』에는 사도세자의 부인이자 정조의 어머니인 혜경궁 홍씨가 임신 마지막 달에 달생산을, 출산일에 불수산을 복용했다는 기록이 있습니다. 출산을 네 번 경험한 혜경궁 홍씨뿐 아니라 조선왕조에서 행한 임신 관리의 기본 프로토콜이기도 합니다.

달생산은 "산월(産月)에 임박해서 20여 첩을 복용하면 순산하고 무병(無病)한다"는 약으로 보통 임신 마지막 달에 복용합니다. 순산하려면 산모의 기력이 좋아야 하고 자궁수축이 원활해야 하는데, 달생산은 기혈을 보하면서 기운을 소통시켜 주는 약재로 구성되어 있습니다. 달생산은 단지 과거의 처방이 아니라 현대에도 효과가 입증되었습니다. 달생산을 복용한 임산부의 진통시간이 한약을 복용하지 않은 다른 산모에 비해 훨씬 짧다는 연구 결과가 2004년 『대한한방부인과학회지』에 발표되기도 했습니다. 불수산은 이름에서 의미하는 것처럼 '부처님 손처럼 순산을 돕는 약'입니다. 자궁수축을 돕고 산도가 부드럽게 열리는 효과가 있어 미리 준비해 두었다가 진통이 시작되면 2~3시간 간격으로 세 팩을 복용하는데, 임신을 원활하게 진행시켜 순산에 도움이 되고 예정일이 지나 유도분만을 고려할 때도 효과적입니다.

하늘이 노래지고 배를 쥐어짜는 듯 극심한 통증이었지만 어느 순간 진통이 참 고맙다는 생각이 들었습니다. 진통이 있는 자궁수축기와 진통이 없는 이완기가 규칙적으로 반복되는데 자궁이 수축돼야 힘을 주면서 아기를 내보낼 수 있거든요. 분만을 하고 나서야 진통은 비로소 끝납니다. 피할 수 없는 진통이라면 즐길 수는 없어도 잘 견뎌야 합니다.

소중한 새 생명을 맞이하는 분만이 안전하고 행복한 축제가 되면 좋겠습니다. 병원이든 조산소든 가정이든, 필요할 때 즉각적으로 도움받을 수 있는 의료의 넓은 안전망 속에 있다면 어디서 출산을 하더라도 좋습니다. 가장 편안한 곳에서 사랑하는 사람들의 애정 어린 격려와 지지를 받으며 진통하고 분만하고 아기를 만나세요. 엄마와 아기 모두 건강하고 행복한 첫 출발, 이제 시작입니다.

탄생과 재생

이탈리아 베네치아에서 수상버스 바포레토를 타고 한 시간쯤 달리면 지중해 햇살 아래 알록달록한 집들이 아름답게 빛나는 부라노 섬을 만날 수 있습니다. 지난봄, 동화 속 마을 같은 부라노 섬 구석구석을 거닐다 우연히 분홍색 풍선과 리본으로 장식된 집을 발견했습니다. '무슨 일일까?' 호기심에 살그머니 대문 앞으로 다가서니 "아기가 태어났어요!"라는 작은 푯말이 붙어 있었어요. 순간 마음이 따뜻해지고 입가에 미소가 떠오르면서 얼굴도 이름도 모르는 아기의 축복을 빌어 주고 싶었습니다. 해산의 고통을 막 끝냈을 산모의 건강 회복도 함께 말이죠.

문득, 지금은 보기 힘들지만 정겨웠던 우리의 금줄 풍습이 떠올랐습니다. 우리나라에서는 아기가 태어나면 새끼줄에 숯이나 고추, 솔 같은 것을 매단 금줄을 대문 앞에 내거는 전통이 있었습니다. 제가 어렸을 때만 해도 골목길에서 흔히 보던 풍경이었지요. 어제까지만 해도 휑했던 대문 앞에 금줄이 걸리면 아이들은 "아, 누구 집에 아이가 태어났구나", "딸이래, 아들이래?" 하며 괜히 덩달아 신이 나서 동네방네 떠들고 다니고, 이웃들은 마치 자기 집에 아이가 태어난 것처럼 한마음으로 축하해 주곤 했습니다. 금줄은 새 생명의 탄생을 알리는 동시에 산모와 아기가 있는 곳을 '신성한 공간'으로 선포하는 엄숙한 의례이기도 합니다. 금줄이 쳐 있는 삼칠일 동안은 외부인의 출입을 금하고 가족들도 금줄 아래에서 옷매무새를 단정히 하며 정성스럽게 새 생명을 맞이했지요. 덕분에 출산을 끝낸 산모와 아기는 충분히 휴식을 취하면서 면역력이 가장 약한 시기에 외부로부터의 감염을 예방할 수 있었습니다. 숯과 고추는 성별을 표시하는 것 외에도 음(陰)의 색인 검정 숯으로 잡귀를 흡수하고, 양(陽)의 색인 붉은 고추로 악귀를 내쫓는다는 의미를 담고 있습니다. 평소에는 오른쪽으로 꼬던 새끼줄을 왼쪽으로 꼬아 놓았기 때문에 악마가 풀지 못하고 도망간다는 재미있는 옛이야기도 숨어 있지요.

출산과 함께 여성은 다시 태어납니다. 단지 '어머니'라는 새로운 정체성의 탄생만을 의미하는 것이 아니라, '육체적 몸'이 다시 태어나지요. 열 달 동안 아이를 키우던 자궁벽을 허물고 새 집을 짓기 시작하고, 배 속 아기를 키우는 데 최적화되어 있던 호르몬과 대사 기능도 산후 모드로 전환됩니다. 대대적인 변화를 겪는 출산 후 6~8주, 즉 산욕기라고 부르는 이 시기에 적절하게 조리하고 회복하는 것은 여성의 평생 건강을 좌우한다고 해도 틀린 말이 아닐 만큼 아주 중요합니다. "내가 산후조리를 잘못해서 평생 몸이 아파", "아기 낳은 달이 되면 몸이 먼저 안다니까." 출산한 지 얼마 안 된 산모들뿐 아니라 연세 지긋한 어머니들의 후회와 한탄이 담긴 이런 말들을 많이 들어봤을 겁니다. 저도 진료실에서 자주 듣거든요.

왜 유독 인간에게만 특별한 산후조리가 필요할까요? 다른 동물과 비교할 때 유난히 위험하고 힘든 인간의 출산 과정 때문입니다. 성경에서는 이브가 금지된 선악과를 따먹고 에덴동산에서 쫓겨나면서부터 출산의 고통이 시작되었다고 말합니다. 하지만 진화적 관점에서는 500~700만 년 전 인간이 직립보행을 시작하면서부터 산고가 더욱 심해졌을 것으로 추측합니다. 네 발로 다니던 영장류 인간의 조상이 걷기 시작하면서부터 골반은 직립보행에 적합한 형태로 좁아지고, 그러다 보니 출산이 더욱 어려워진 겁니다. 좁은 골반으로 머리 큰 아기가 통과해 나오려니 산모의 고통은 심할 수밖에요. 인류의 진화 과정에서 큰 머리는 문명 발달에 중요한 역할을 했습니다. 하지만 자유롭게 손을 쓸 수 있는 직립보행 역시 포기할 수 없었지요. 산부인과 의사 필립 스티어(Philip Steer)는 이를 두고 "보행(walking)과 사고(thinking)의 갈등"이라고 표현했습니다. 어느 하나도 포기할 수 없는 이 갈등의 중재안으로 나온 것이 아기가 조금 작은 머리를 갖고 태어나고 출산 후에 뇌 크기를 마저 발달시키는 것이지요. 그 결과 사람의 아기는 무기력한 존재로 태어나 장소만 자궁 안에서 밖으로 바뀌었을 뿐 여전히 엄마에게 의존해 자라게 되었습니다. 좁은 골반으로 머리가 크고 어깨 넓은 아기를 출산하는 고통을 겪자마자 혼자 걸을 수도 없는 아기를 운반하고 보살피면서 또다시 기력을 소모하게 되니, 여성들은 산후조리가 중요하다는 걸 알면서도 악전고투할 수밖에 없습니다.

출산 이후 적절한 조리가 중요한 것은 인류 모두의 과제지만 산후조리 문화는 나라마다 천차만별입니다. 실제로 서구 여성들은 출산 직후 바로 샤워를 하고 체액을 보충하기 위해 시원한 주스를 마시며 회음부의 부기를 가라앉히기 위해 냉찜질을 하기도 합니다. 막 태어난 아기를 데리고 외출하는 풍경도 흔히 볼 수 있지요. 이를 보고 어떤 이들은 "서양 사람들은 산후조리를 안 해도 멀쩡한데 왜 한국 여자들만 유난이냐?"며 삐딱한 시선을 보내기도 합니다. 과연 그럴까요?

하지만 한국에만 유난스러운 산후조리 전통이 있는 것은 아닙니다. 아시아, 남미, 중동, 아프리카 등 여러 나라에 출산 후 일정 기간 동안 몸을 회복시키기 위해 애쓰는 산후조리 문화가 있다고 세계 각국의 산후조리 전통을 연구한 학자들은 전합니다. 과테말라 여성들은 출산한 뒤 따뜻한 목욕이나 좌욕을 하면서 몸을 회복하고, 중동 지역에서도 찬 기운에 접촉하면 관절 이상을 일으킨다고 해서 산후 일정 기간 동안 외출을 삼가도록 합니다. 우리와 정반대의 산후조리를 하는 서구 여성들이 산후 질환에 더 많이 시달리고 있는 것은 아니지만 '산후조리를 못해도 전혀 문제가 없다'고 주장할 만큼 아무 이상이 없다고 할 수도 없습니다. 서양인들이 산후에 여기저기 몸이 안 좋다고 느끼는 증상의 대부분은 산후우울증 범주에 포함되는 경우가 많을 뿐, 아프지 않은 것은 아니지요. 아기를 낳고 나타나는 관절 통증도 '조리를 못해서', '찬바람을 쐐서'라고 인식하기보다는 그저 산후에 나타난 관절염이라고 생각하는 사고방식이 우리와 다를 뿐입니다. 물론 인종에 따른 체질의 차이나 골반 구조의 차이 때문에 산후 증상이 다르게 나타날 가능성에 대해서도 생각해 봐야 합니다. '아프다'는 것은 몸의 이상뿐 아니라 병을 인식하는 사회문화적 가치 체계까지 포함합니다. 산후조리를 제대로 못한 여성들이 느끼는 몸의 불편함이 현실적 실체라면, 산후에 아픈 것이 진짜냐 아니냐를 놓고 어리석은 논쟁을 벌이기보다는 의학적 지식과 전통적 지혜를 통합해 우리 사회에 최적화된 산후조리 가이드라인을 만들어 가는 것이 필요합니다.

한의학적으로 산후병은 '다어(多瘀)와 다허(多虛)', 즉 어혈이라고 하는 나쁜 피가 정체되고 기혈이 허약해서 주로 발생합니다. 출산 직후에는 어혈이 정체하면서 순환장애가 생기기 쉬운데 산후복통과 부종, 손발저림, 두통 등이 어혈로 인해 나타나는 대표적인 증상입니다. 따라서 출산 직후에는 바로 몸을 보하기보다는 오로(lochia) 배출을 원활하게 하면서 어혈을 제거해 주는 치료를 최우선으로 합니다. 일단 어혈이 제거되고 나면 그다음에 나타나는 다양한 산후 증상은 대부분 허약한 기혈과 관련이 있습니다. 산모들이 가장 두려워하는 '산후풍'도 마찬가지입니다. 뼈를 튼튼하게 하고 관절의 윤활유 역할을 해 주는 피가 출산으로 허약해진 상태에서 관절을 무리하게 사용하면서 산후풍이 발생합니다. 찬바람이 들어오면서 시리기도 하고요. 이전에는 아기를 낳자마자 무리하게 집안일이나 농사일을 한 탓에 주로 나타났다면, 최근에는 컴퓨터나 스마트폰이 손목이나 손가락 마디마디 통증의 주범이 되는 경우가 많습니다.

시대와 생활환경이 달라진 만큼 산후조리에 대한 오해는 걷어 내야 합니다. '산후에는 무조건 더워야 한다'며 한여름에도 두꺼운 옷을 입고 더운 방에서 땀을 비 오듯 흘리는 경우가 있는데 매우 위험한 일입니다. 출산 후 처음 며칠은 정상적으로 땀이 증가합니다. 노폐물을 배출하기 위해서죠. 일부러 과도하게 땀을 빼면 출산 후 가뜩이나 부족한 진액이 고갈될 우려가 있습니다. 진액이 부족하면 피부가 까칠해지고 머리카락이 많이 빠지며 변비가 심해질 수 있습니다. 모유 양도 부족해지고요. 게다가 땀이 나면서 그 틈을 타고 찬바람이 들어오면 한여름에도 '얼음을 올려놓은 듯한' 시린 느낌이 들기도 합니다. 너무 덥지 않은 쾌적한 온도에서 찬바람을 직접 쐬지 않으며 조리하는 것이 좋습니다. 땀이 나면 마른 수건으로 얼른 닦아 주는 것도 잊지 마세요.

'밥이 보약'이라는 말처럼 산후에는 잘 먹는 게 중요합니다. 잘 알고 있듯이 미역국은 피를 맑게 해 주는 작용이 있어 산모에게 최고의 음식으로 꼽힙니다. 반면에 종종 산후 보양식으로 등장하는 가물치는 기름기가 많아 창상이 있는 경우 잘 아물지 않을 수 있기 때문에 회음부 절개나 제왕절개를 한 산모는 주의해야 합니다. 출산 후 단골 메뉴 중 하나인 호박도 몸을 보하는 음식이라기보다는 습기를 제거하는 음식이지요. 출산 직후 먹으면 오히려 기운이 빠질 수 있으니 아기 낳고 한 달이 지나서도 부기가 안 빠질 때 먹는 게 좋습니다. 찬 음식은 오로 배출을 방해하고 어혈을 유발하니 과일은 냉기를 제거하고 채소는 데쳐서 먹어야 합니다.

예전 대가족 사회에서는 여럿이 돌아가며 산모와 아기를 돌볼 수 있었지만, 요즘은 돌봐 줄 가족도 마땅치 않고 남의 도움을 받으려면 비용 부담이 크기 때문에 일찍부터 산모와 아기만 홀로 남겨지는 경우가 많습니다. 아기 낳고 몸 상태가 임신 전 상태로 돌아가려면 산욕기에 다른 사람의 도움을 받아 충분히 조리해야 하는데 말이죠. 안 그래도 아기를 낳고 나서 호르몬 변화 때문에 우울해지기 쉬운데 몸이 완전하지 않은 상태에서 한 생명을 온전히 책임져야 하는 외로움과 부담감은 산후우울증을 악화시킬 수 있습니다. 최근 페이스북이 전 세계 남성 직원들에게 출산휴가 4개월을 보장한다고 발표해서 부러움을 사고 있죠. 배우자가 충분한 출산휴가를 받아 산모의 조리를 돕고 공동 양육자로 아기를 돌본다면 산모의 회복과 우울증 예방에 큰 도움이 될 것입니다.

출산은 가장 개인적인 사건이면서 한편으로는 새로운 사회 구성원의 탄생을 의미합니다. 가족과 이웃과 사회가 함께 축하하고 축복하며 금줄을 치는 마음으로 정성스럽게 산모의 몸과 마음을 돌본다면, 산모는 건강을 빨리 회복하고 아기와 함께 행복하고 힘찬 출발을 시작할 수 있을 것입니다.

첫 번째 오해, 산후조리는 무조건 덥게?

그렇지 않습니다. 오히려 더위로 인해 산모가 지칠 수 있습니다. 적절한 산후조리는 쾌적한 환경에서 하는 게 좋습니다. 24~27도의 실내온도와 40~60퍼센트의 습도가 적당하지요. 그러나 바람은 주의해야 합니다. 산후에는 기혈이 허약한 상태로 풍사(風邪)에 손상되기 쉽고, 이는 산후풍의 주요 원인이 됩니다. 너무 더워 부득이하게 에어컨과 선풍기를 사용해야 할 때는 직접 바람이 닿지 않도록 실내온도를 조절하는 목적으로만 사용하는 게 좋습니다. 옷도 반팔보다는 얇은 긴팔을 입는 것이 좋고, 양말도 챙겨 신는 것을 권합니다.

두 번째 오해, 땀을 쭉 빼야 노폐물 배출이 잘된다?

여름철에 산후조리를 할 때는 특히 땀을 지나치게 흘리지 않도록 주의해야 합니다. 산후 2~3일 정도는 생리적으로 땀 배출이 증가하면서 노폐물이 배출됩니다. 지나치게 땀을 많이 흘리면 탈진 위험이 있으니 일부러 땀을 빼지는 않는 게 좋습니다. 땀이 난 뒤에는 찬바람이 들어오기 쉬우므로 잘 닦아 주는 게 중요합니다. 탈수를 예방하기 위해 수분 섭취를 충분히 하는 것도 잊지 말아야 합니다. 하지만 찬 음료를 많이 마시면 어혈이 정체하고 차가운 기운에 몸이 상하니 가급적 따뜻한 음료나 냉기를 제거한 미지근한 음료를 마시는 것이 좋습니다.

세 번째 오해, 산후 회복에는 호박이 최고?

호박은 이뇨 효과 때문에 산후부종을 해소하는 데 도움이 되는 음식으로 알려져 있습니다. 그러나 몸을 보하는 음식이 아니라 수분 배출 작용이 커서 출산 직후 먹으면 오히려 몸이 허약해질 수 있습니다. 산후 1개월이 지났는데도 부기가 빠지지 않았을 때 호박 복용을 고려하세요. 산후 보양식으로 알려진 가물치나 잉어는 회음부 상처나 제왕절개 부위의 회복을 방해할 수 있습니다. 산후 보양식으로는 혈액순환과 오로 배출을 도와주고 신장, 간, 비위의 기능을 높여 주는 미역국이 최고입니다.

네 번째 오해, 산후 한약은 출산 후 한 달이 지나서?

어혈이 남아 있을 때 보약을 먹지 말라고 한 한의서의 지침에서 나온 오해입니다. 산후조리약은 출산 후 바로 복용하는 게 좋습니다. 한의사의 진료에 따라 어혈을 제거한 뒤 산후보약을 복용하면 회복에 도움이 됩니다. 산후조리약을 먹으면 혹시 살이 찌지 않을까 걱정하는 산모들이 많은데 산후조리를 잘해야 산후비만도 예방할 수 있습니다. 산후조리는 결국 출산 후의 몸을 임신 전의 몸으로 회복하는 것이니까요. 한약으로 초기 어혈 배출과 회복을 도우면, 임신 전의 몸매로 건강하게 돌아갈 수 있습니다.

〈우르비노의 비너스〉처럼

잡지에 나오는 근육질 남성의 몸을 봐도 시큰둥하던 눈이 번쩍 뜨였던 건 피렌체 우피치미술관에서 아름다운 여성의 몸을 만났을 때였습니다. 보티첼리(Sandro Botticelli)가 그린 〈비너스의 탄생(The Birth of Venus)〉, 〈봄(Primavera)〉을 보며 여신들의 궁극적 아름다움에 매혹되었다면, 얼음땡 놀이를 할 때 얼음이 된 것처럼 그대로 서서 눈을 뗄 수 없었던 건 티치아노(Tiziano Vecellio)의 작품인 〈우르비노의 비너스(Venus of Urbino)〉 때문이었습니다. 신이 아닌 여인이 그림 속에 누워 있는데 물 흐르듯 아름다운 곡선에 봉긋한 가슴을 보고는 여성의 몸이 그렇게 아름다운지 처음 알았습니다. 더 놀라운 것은 정면을 응시하는 당당한 눈빛이었죠. "부끄러운 거 아니고 아름다운 거거든." 시크하게 내뱉는 목소리가 귀에 들리는 듯했습니다. 그러고 보니 태어나 단 한 번이라도 그렇게 내 몸을 바라본 적이 있나 싶었습니다. 유방암 자가검진 때나 한 번씩 만져 보는 불쌍한 내 가슴.

이차성징이 나타나면서 여성의 가슴은 부풀어 오르고, 이때부터 가슴은 여성과 남성을 구분하는 유일하고 뚜렷한 상징기관이 됩니다. 인간은 수유기가 아닐 때도 가슴이 도드라지게 발달되어 있는 유일한 종이지요. 어떤 이들은 뭇 남성들의 마음을 사로잡기 위한 '공작의 꼬리'라고도 말합니다. 가슴은 비상시를 대비해 지방을 축적하고 몸의 균형을 잡아 주는 실용성을 가지고 있기도 합니다. 여성의 관능미, 아름다움의 상징이었던 가슴은 출산과 함께 모성을 대표하는 유방(乳房), 즉 젖가슴이 됩니다. 평균 450그램 정도였던 유방의 크기는 임신하면서 두 배가량 커지고 발달된 젖샘에서는 모유가 만들어집니다.

산업사회에서 분유가 대량으로 제조되기 전까지 모유는 아기의 생존을 좌우하는 생명수였습니다. 좁은 골반을 통과하기 위해 성인 뇌의 4분의 1 크기로 태어나 걷지도 못한 채 모든 것을 엄마에게 의존해야 하는 아기에게 엄마 젖은 생명을 유지하기 위한 유일한 영양 공급원이었지요. 지금이야 마트에 가면 다양한 종류의 분유를 쉽게 구입할 수 있으니 모유가 없어도 생명에는 큰 지장이 없지만 여전히 모유는 아기의 평생 건강을 지키는 가장 좋은 첫 음식입니다.

모유에는 아기의 성장과 뇌 발달을 돕는 단백질과 각종 영양분 그리고 면역력을 높이는 성분이 풍부하게 들어 있습니다. 그뿐 아닙니다. 엄마 젖에는 분유가 결코 흉내 낼 수 없는 장점이 있습니다. 아기의 성장 단계에 따라 모유의 성분이 바뀌면서 가장 이상적인 영양분을 공급하는 '맞춤 음식'이라는 점입니다. 예를 들면 긴사슬다가불포화지방산(long-chain polyunsaturated fatty acids)*은 뇌 발달에 아주 중요한 영양물질인데, 주로 임신 말기에 축적되기 때문에 예정일보다 일찍 태어난 조산아에게는 부족하기 쉽습니다. 그런데 조산아를 출산한 엄마의 모유에는 만삭 분만 산모보다 이 지방산이 훨씬 많이 포함되어 있어 아기가 선천적 불리함을 극복하고 건강하게 성장할 수 있도록 돕습니다.

모유가 아기의 건강에 유리한 것은 훌륭한 영양분 때문만은 아닙니다. 엄마와 아기가 밤낮으로 살 부비며 함께 지내는 밀접한 접촉은 아기를 정서적으로 안정시키고 엄마와 깊은 유대감을 형성하지요. 평생을 살아가는 데 무척 중요한 정신건강의 자양분이 됩니다. 모유수유를 하면 출산 후 산모의 회복도 빨라집니다. 젖을 빨면서 아기가 영양을 공급받는 동안 엄마에게는 옥시토신 분비가 늘어나 자궁수축이 원활해지거든요. 수유 중에는 임신 기간보다 두 배나 많은 에너지가 필요하기 때문에 산후비만을 예방하는 데도 효과적입니다. 그뿐 아닙니다. 모유를 먹인 여성은 유방암 발생 위험도 현저히 감소합니다.

모유수유가 좋다는 걸 모르는 사람은 없습

*분자 중에 두 개 이상의 이중 결합을 갖고 있는 지방산.

니다. 그래서 대부분의 산모가 처음에는 모유수유를 하겠다는 의지를 불태우지요. 내 아이에게는 좋은 것만 주고 싶은 게 엄마의 마음이니까요. 그렇지만 현실은 만만치 않습니다. 충분한 양의 모유가 나오지 않아 젖 먹이기를 포기하거나 심한 젖몸살로 어쩔 수 없이 중도하차하기도 합니다. 성공적으로 모유수유를 하려면 시작이 중요합니다. 출산을 하고 나서 될 수 있으면 빠른 시간 안에 아기한테 젖을 물리고 가능한 자주 먹이는 것이 좋습니다. 아기가 젖을 빨면서 유즙분비호르몬인 프로락틴(prolactin) 분비가 증가하고 모유가 만들어지니까요. 아기가 인공 젖꼭지에 익숙해지면 엄마 젖을 안 빨 수 있으니 성급하게 우유병을 물리지 말고 조금 힘들더라도 야간 수유를 계속하는 게 모유의 양을 늘리는 데 효과적입니다.

수유하기 전에는 따뜻한 스팀타월로 유방을 찜질하고 뭉친 젖멍울을 잘 풀어 준 뒤에 젖을 먹여야 유즙량도 많아지고 젖몸살도 예방할 수 있습니다. 편안한 마음으로 긴장을 풀고 수유해야 유즙이 잘 나오지요. 수유를 시작하고 며칠 만에 유두에 상처가 나고 통증이 심해 눈물을 머금고 젖 먹이기를 중단하는 초보 엄마들이 종종 있지요? 대부분 잘못된 수유 방법 때문입니다. 젖을 먹일 때는 유두만 물리지 말고 아기가 유륜까지 깊숙이 물도록 해야 합니다. 유두를 뺄 때도 아기의 입을 벌려 흡입력을 제거한 뒤 빼야 합니다. 유두에 상처가 났을 때는 모유를 유두와 유륜에 가볍게 바르고 공기 중에서 건조시키면 빠르게 회복됩니다. 한의학 문헌에는 오징어 뼈를 갈아 만든 오적골(烏賊骨) 분말을 섞어 바르면 빨리 낫는다는 기록도 있습니다.

한의학에서는 산후의 모유 양이 적은 경우를 크게 허증(虛證)과 실증(實證)으로 구분합니다. 모유의 물질적 기초가 되는 영양물질이 부족한 경우에는 젖이 아예 붙지도 않고, 나오더라도 묽고 양이 적습니다. 이때는 비위 기능을 튼튼하게 하고 진액과 피를 보강하는 한약 처방으로 양을 늘리지요. 돼지족도 허증의 유즙 부족에서 젖 양을 늘리는 데 도움이 됩니다. 유방이 커지고 단단하게 붇는 데도 유즙량이 적은 결유(缺乳)는 유방을 지나가는 간 경락의 기가 꽉 막혀 발생합니다. 산후 스트레스와 밀접한 관련이 있지요. 이때는 무조건 영양가 많은 음식이나 보하는 약을 먹기보다 에너지 소통을 원활하게 하여 유선을 잘 소통시켜 주는 치료가 우선입니다.

초반 고비를 무사히 넘기면 큰 어려움 없이 모유수유를 할 수 있지만, 또 하나 넘어야 할 산이 있죠? 음식의 유혹입니다. 먹고 싶은 음식이 너무 많은데 혹시 모유를 통해 아기한테 안 좋은 영향을 줄까 봐 걱정이 됩니다. 맞습니다. 시원한 맥주가 당기더라도 조금 참으세요. 아기한테 술을 줄 수는 없잖아요. 어쩔 수 없이 술을 마셨다면 수유는 최소 한두 시간 미루는 것이 좋습니다. 향긋한 커피도 아기의 숙면을 위해 조금만 참으시고요. 참외, 수박, 살구, 자두 등 찬 성질의 음식들은 아기가 복통이나 설사를 일으킬 수 있으니 과식은 금물입니다. 모유수유를 할 때 각별히 조심해야 하는 것이 환경호르몬입니다. 엄마가 플라스틱, 일회용 제품, 비닐랩 등에 포함되어 있는 프탈레이트, 비스페놀A 등의 내분비교란물질에 많이 노출되었다면 아무리 영양가 높은 엄마 젖을 먹었더라도 성조숙증, 월경 이상 등 생식건강에 이상이 생길 수 있으니까요.

모유수유 중에 한약을 먹어도 되는지 궁금해하는 분들이 있는데, 한의사가 처방하여 한의원에서 조제된 한약은 안전합니다. 모유수유를 하고 있거나 계획 중이라고 이야기하면 한의사는 약성이 강하거나 독성이 있는 약물, 모유 양이 줄어들 수 있는 한약재는 처방에서 제외합니다. 한의원에서는 안전 기준을 통과한 규격 한약제를 조제, 탕전하기 때문에 농약이나 중금속 위험으로부터 산모와 아기를 보호할 수 있지요. 그러나 몸에 좋다는 이런저런 민간 약초들을 임의로 조제해서 복용하면 득보다 해가 될 수 있으니 주의해야 합니다.

언제까지 모유를 먹이는 게 좋을지에 대해서는 다양한 의견이 있지만 국제보건기구와 유니세프에서는 생후 24개월까지 모유수유를 하도록 권장하고 있습니다. 태어나서 6개월간은 모유만 먹이라고 하지요. 그 이후 돌까지는 모유를 먼저 주고 부족한 부분을 이유식으로 채우며, 생후 1년이 지나서는 고형식을 먼저 먹이고 나서 엄마 젖을 간식 삼도록 권유합니다.

이렇게 충분한 기간 동안 엄마 젖을 먹이면서 몸도 튼튼, 마음도 안정된 아이로 키우면 좋겠지만 현실이 그렇게 만만치만은 않습니다. 일하는 엄마들은 일하다 말고 눈치 보며 젖을 짜야 하는데 쉬운 일이 아니죠. 공공장소에서 젖 먹이는 게 눈치 보여 화장실에서 아기에게 밥을 줘야 하는 일도 생깁니다. 저도 큰아이 낳고 나서 출산휴가를 한 달밖에 쓸 수 없어서 모유수유를 시작하자마자 젖을 말려야 하는 어려움을 겪었어요. 젖 말리는 게 아기 낳는 것보다 훨씬 아프고 힘들었지요. 수유 중단을 결정했다면 양쪽 유방의 젖을 깨끗하게 짜고 나서 탄력붕대로 묶어 주고, 이후에는 가급적 짜지 말고 냉찜질을 하세요. 만약 젖이 부풀어 올라 열감과 통증이 심하다면 무조건 참지 말고 시간 간격을 조정하여 한 번씩 짜 줘야 조금 늦더라도 무리 없이 젖을 말릴 수 있습니다. 겉보리 싹을 틔워 말린 맥아(麥芽)를 끓여 수시로 마시면 모유 양을 줄이는 데 도움이 됩니다.

여성미를 대표하는 가슴이 모성의 상징인 수유기를 지나 중년에 이르면 모두의 관심 밖으로 밀려나기 쉽습니다. 애정 어린 마음으로 내 가슴을 잘 돌봐야 하는 것은 오히려 이때부터입니다. 유방암은 자궁경부암과 함께 대표적인 여성암으로 생명을 위협하는 무서운 질병이지만 조기에 진단하고 치료하면 생존율을 뚜렷하게 높일 수 있으니까요.

유방암 조기 발견을 위한 가장 효과적인 방법은 자가검진입니다. 월경이 끝나고 3~5일째쯤, 유방이 가장 부드러운 시기에 반대쪽의 검지, 중지, 약지를 이용해 꼼꼼히 유방을 촉진하는 거죠. 그렇게 유방 결절을 찾는 것만큼 중요한 것이 내 유방을 잘 관찰하는 일입니다. 한쪽 유방이 갑자기 커지지 않았나, 피부에 주름이 생기지 않았나, 유두함몰이나 출혈, 발진은 없나 등을 살펴서 이상이 있으면 정밀 진단을 받아 보세요. 이상이 생긴 것을 눈치채기 위해서는 평소 내 가슴을 잘 알고 있어야겠지요. '매의 눈'을 갖기 위해서는 평소에도 '우르비노의 비너스'처럼 자주 내 몸을 바라봐야 합니다.

어찌 보면 여성의 가슴은 한평생 불안의 상징입니다. 예뻐야 한다는 강박 때문에 수술대에 오르기도 하고, 모유를 생산하지 못하면 나쁜 엄마라는 죄책감을 느끼고, 혹시 병이라도 생기지 않을까 두려워하는 기관이 가슴입니다. 남의 눈을 의식하기보다는 스스로 아끼고 돌보면서 내 몸의 자연스러운 일부로 봐 주세요. 젖 안 먹이는 가슴도, 나이 들어 늘어지고 주름진 가슴도 그 모습 그대로 아름답습니다.

저출산의 진짜 이유

한국전쟁 이후 약 10년간 지속되던 베이비붐 세대를 살짝 지나 태어나기는 했지만 저의 어린 시절을 생각하면 항상 북적북적했던 기억이 납니다. 콩나물시루처럼 한 반에 70명이 넘는 학생들이 1반부터 20반까지 가득했고 교실이 부족해서 오전, 오후반으로 나누어 2부제 수업을 했지요. 등굣길 버스는 언제나 만원이었어요. 대부분 형제자매들 틈에서 자랐지 외동딸이나 외동아들은 극히 드물었고요. 수업시간에는 '방글라데시와 함께 세계에서 가장 인구밀도가 높은 대한민국'에 밑줄 쫙 긋고, 늘어나는 인구를 억제하지 못하면 우리 경제도 세계 최빈국인 방글라데시처럼 추락하고 말 거라는 경고를 귀에 못이 박히도록 들었습니다. '아이를 많이 낳는 것은 미개한 일'이라는 문화 담론이 유포되면서 피임약과 임신중절 수술을 앞세운 산아제한 정책은 강력한 효과를 발휘했습니다. 그런데 효과가 강해도 너무 강했습니다. 인구 수준을 현재 상태로 유지하려면 적어도 여성 한 명이 2.1명은 낳아야 하는데 출산율은 급격하게 떨어졌습니다. 이제 우리나라의 합계 출산율은 2015년 기준으로 1.24명입니다. OECD 국가 중 가장 낮은 수준을 기록하고 있지요. 이런 추세라면 2030년에는 65세 이상 인구가 전체 인구의 35퍼센트를 넘는 초고령화 사회가 될 전망입니다. 일할 수 있는 젊은이가 줄고 부양해야 할 노인이 많아지면서 아이를 낳지 말라던 정부는 화들짝 놀라 뒤늦게 당근과 채찍을 병행한 저출산 대책을 내놓기 시작했습니다. 하지만 지난 10년간 80조라는 어마어마한 예산을 쓰고도 출산율은 꿈쩍도 하지 않았습니다. 그렇다면 이제 왜 아이를 안(못) 낳는지 근본적으로 성찰해야 하지 않을까요?

가정에 아이가 없는 상태를 크게 자발적 무자녀(voluntary childlessness)와 비자발적 무자녀(involuntary childlessness)로 구분합니다. 아이를 낳지 않겠다고 결심하고 적극적으로 피임을 한 결과라면 '자발적'이라 할 수 있지만 아이를 원했는데도 임신과 출산에 실패한 불임이라면 '비자발적'에 속하지요. 하지만 현대사회에서 자발적 또는 비자발적 무자녀의 경계는 매우 모호해졌습니다. 아이를 낳지 않겠다는 결정이 순수한 개인의 의지라기보다는 '차마 아이를 낳을 수 없는' 사회적 환경 때문에 마지못해 내린 결정일 수도 있으니까요. 자발적으로 임신을 미루다가 더 이상 임신이 불가능한 생물학적 한계에 이르면서 비자발적 무자녀로 바뀌기도 합니다.

아이를 갖고 싶은 마음은 인류가 갖는 근원적 본능일지 모릅니다. 유한한 시간 속에 살다 가지만 나의 유전자만은 영원토록 남기고 싶은 게 인간의 욕망입니다. 그럼에도 왜 아이를 갖지 않겠다고, 혹은 적게 낳겠다고 결심하는 걸까요? 진화인류학자들은 이러한 결심 또한 진화의 대명제인 '재생산의 성공'을 위한 고도의 전략이라고 설명합니다. "누울 자리 보고 다리 뻗는다"는 말처럼 내가 처한 몸과 마음, 사회적 환경을 고려하여 감당할 수 있을 만큼만 아이를 낳겠다고 결정한다는 것이죠. 예전에는 태어나자마자 죽는 영아 사망율이 워낙 높아서 최대한 많은 아이를 낳는 것이 중요했습니다. 그래야 그중에서 몇이라도 생식 가능한 연령까지 살아남아 후손을 번식할 수 있으니까요. 하지만 이젠 사정이 달라졌습니다. 특별한 경우를 제외하고는 어렸을 때 사망할 위험이 높지 않으니 생식을 결정할 때도 '양보다는 질'을 우선으로 여기게 되었지요.

생식을 시작하는 나이가 점점 늦어지는 것도 출산율 저하의 중요한 원인입니다. 다른 동물에 비해 인간은 유독 긴 '학습기'를 거쳐야 합니다. 진화의 역사 속에서 오랜 세월을 수렵-채집인으로 살면서 정보와 기술을 습득하는 것이 맹수와 대적하여 생명을 지키고 음식을 얻는 데 중요한 조건이라는 사실을 몸으로 체득한 결과지요. 교육이 사회적 지위를 획득하는 중요한 자원이 되면서 생식을 유예하는 기간은 점점 더 길어졌고 우리나라 여성의 평균 초산 연령도 서른을 훌쩍 넘게 되었습니다. 시작이 늦으니 설혹 아이를 많이 낳고 싶더라도 한둘 낳고 나면 생물학적인 한계를 맞는 것이죠.

2016년 인류학자 폴 후퍼(Paul Hooper) 등은 사회적 지위를 드러내는 데 많은 비용이 드는 사회일수록 출산율이 감소한다는 연구 결과를 발표했습니다. 볼리비아의 아마존 열대우림에 사는 트시마네(Tsimane)족은 보통 아이를 아홉 명 정도 낳는데 도시에 가까운 외곽마을로 이주한 원주민은 5~6명, 스페인어를 쓰는 도시로 이주한 원주민은 3~4명의 아이를 낳는 등 출산율 감소를 보였습니다. 아마존 정글 속에서 살 때는 단순한 옷을 입고 자연에서 나는 음식을 먹으며 소박한 집에서 살면 그만이었는데 도시에서 시장경제를 만나자 꼭 필요하지 않았던 것들에 돈을 쓰기 시작했지요. 비싼 손목시계를 사기도 하고 학교에 다니는 아이들을 위해 나일론으로 만든 백팩을 구입하기도 합니다. 소비가 사회적 지위를 유지하고 드러내는 수단이 되면서 아이 하나 기르는 데 이전보다 훨씬 많은 비용이 들고 그러니 한정된 자원으로 감당할 수 있는 아이 수는 줄어들 수밖에 없지요. 경기불황과 엄청난 사교육비 때문에 아이를 키우는 데 할아버지의 재력까지 동원해야 하는 우리나라에서 심각한 저출산 문제는 어찌 보면 당연한 결과입니다.

좋지 않은 사회적 환경은 생식건강을 해치면서까지 '비자발적'으로 아이 없는 상태를 유발하기도 합니다. 의료사회학자 리처드 윌킨슨 (Richard Wilkinson)은 가난한 사람이 부자보다 더 많은 질병에 걸리고 평균수명이 훨씬 짧다는 사실을 예로 들며 '평등해야 건강하다'고 주장합니다. '평등해야 임신한다'라고 바꿔도 맞는 말이죠. 최근 미국의 산부인과 의사들이 원인불명 난임 부부 900명의 인공수정 시술 결과를 분석하여 임신에 영향을 미치는 인자가 무엇인지를 살펴보았는데 예상 밖의 결과에 연구자들은 깜짝 놀랐습니다. 임신에 중요한 영향을 미칠 거라고 생각하는 비만, 흡연, 음주, 난소예비력 등은 임신과 아무 상관이 없었고 부부가 버는 소득이 임신을 예측하는 강력한 조건이었습니다. 연 수입이 5만 달러가 넘는 경우 저소득 부부에 비해 임신율은 1.7배, 생존아 출산율은 2배 높았고 유산율은 절반에 불과했습니다.

개인의 소득뿐 아니라 사회 전체의 경기불황도 생식건강에 나쁜 영향을 주었습니다. 모든 여성의 임신, 출산, 의료기록이 국가정보시스템에 입력, 관리되는 덴마크에서 실업률과 자연유산율의 상관관계를 살펴보았는데 평소보다 유난히 실업률이 높았던 달로부터 한 달 뒤에 자연유산율도 같이 높아진 것을 확인할 수 있었습니다. '갑질하는 사회'가 임신을 방해하기도 합니다. 긴꼬리원숭이를 5~6마리씩 무리 지어 서열에 따른 월경주기, 호르몬 변화를 살폈더니 서열이 높은 원숭이에 비해 서열이 낮은 원숭이의 월경주기가 길고 불규칙했습니다. 임신에 중요한 역할을 하는 에스트로겐과 배란기 이후 프로게스테론의 농도도 뚜렷이 낮았지요.

심각한 저출산 위기에 처한 우리나라의 사회적 환경은 어떤가요? 하루가 멀다 하고 치솟는 집값 걱정, 생활비 걱정, 불안정한 일자리 걱정에 내 한 몸 건사하기 힘든데 아이를 낳아 기르겠다는 용기를 낼 수 있을까요? '자발적'인 것 같지만 사실은 환경에 밀려 '비자발적'으로 자녀 없는, 혹은 한 자녀만을 갖기로 선택하기 쉽습니다.

임신을 하고 싶지만 잘 안 되는 난임도 개인만의 문제가 아니라 사회적 환경과 관련이 있습니다. 우리나라에서 여성의 사회적 지위는 남성에 비해 매우 열악합니다. 같은 일을 하더라도 여성의 임금은 남성보다 36.7퍼센트나 낮아 남녀의 임금 격차가 OECD 평균인 15.6퍼센트의 두 배가 훨씬 넘고 비정규직 비율도 여성이 훨씬 높습니다. 개개인이 아무리 좋은 음식을 먹고 열심히 운동하더라도 건강한 임신에 적합한 사회적 환경이 조성되어 있지 않으면 임신은 일어나지 않습니다. 비자발적으로 임신을 못하는 것처럼 보이지만, 사실은 건강한 임신에 적합한 환경이 아니라는 판단을 내린 내 몸의 자발적인 결정이지요.

영국의 윌리엄 왕자 부부의 첫 출산을 앞두고 핀란드 사회보장서비스인 켈라(Kela)에서 왕자 부부에게 베이비박스(baby box)를 선물했습니다. 이 박스는 핀란드의 모든 예비 부부들에게 국가가 주는 선물입니다. 박스 안에는 기저귀, 배냇저고리, 외출복, 방한복, 손톱깎기, 목욕용품 등 신생아에게 필요한 모든 것이 담겨 있습니다. 또한 박스 안에는 매트가 깔려 있어 핀란드 아이들의 첫 침대로 이용되기도 합니다. 사실 핀란드 정부가 돈이 많아서 이 사업을 시작한 것은 아닙니다. 1930년대 핀란드는 지금과 비교할 수 없을 정도로 매우 가난한 나라였습니다. 천 명의 신생아가 태어나면 65명이 사망할 정도로 영아 사망률 또한 높았습니다. 뭔가 획기적인 대책이 필요했던 핀란드 정부는 재정 부담에도 불구하고 신생아에게 꼭 필요한 물건을 담은 베이비박스를 모든 산모에게 나눠 주기 시작했습니다. 그 이후 핀란드의 영아 사망율은 급격히 떨어졌고, 이 정책은 '시작을 평등하게'라는 핀란드 정책을 상징하며 지금까지 지속되고 있습니다. 요즘 '금수저', '흙수저' 논란이 뜨겁습니다. 태어나면서부터 불평등이 시작되고 계층 이동의 사다리도 점차 사라지고 있지요. 미래를 꿈꿀 수 없는 사회에서 과연 아이를 낳아 기르고 싶을까요? 서둘러 출산 장려 정책을 내놓기 전에 '어떤 사회에서 아이를 키우고 싶은지' 먼저 생각해 볼 필요가 있습니다.

빨리 결혼하라고, 아이 많이 낳으라고 윽박지른다고 해결될 문제가 아닙니다. 아이를 낳아 기르는 것이 즐겁고 행복한 사회라면 나의 유전자를 남기고 싶은 원초적 본능이 자연스럽게 작동합니다. 임신과 출산에 우호적인 환경이라면 자궁과 난소, 호르몬 등 내 몸의 모든 기능도 건강한 재생산에 기꺼이 협조할 테지요. 저출산이 위기가 아니라 아이조차 낳아 기를 수 없는 사회가 더 큰 문제입니다. 저출산 고령화 사회의 해법은 살기 좋은 사회에서 찾아야 합니다.

마음을 열고 귀 기울이면

우리가 하고 싶은 말

당신이 가장 아름답습니다

"내 인생은 평생이 다이어트야!"

오늘도 K는 갈비, 잡채, 탕수육에 해물찜까지 산해진미 한 상 가득한 집들이 모임에서 눈을 질끈 감습니다. 접시에는 상추와 오이 몇 개만 달랑 올려놓은 채로 말이죠. 10대에 시작한 다이어트 인생이 벌써 40년, 안 해 본 방법이 없습니다. 어느 때는 황제처럼 고기만 먹다가, 원푸드 다이어트라며 매일 토마토만 싸들고 다니기도 하고, 한번은 건강을 생각한 우아한 식단이라며 삶은 계란, 자몽, 블랙커피만 먹었습니다. 덴마크 다이어트라나 뭐라나. 그러다 도저히 안 되겠다며 지긋지긋한 살과의 전쟁을 끝내겠다는 비장한 선언과 함께 여름휴가 동안 단식원에 입소하기도 했습니다. 수척해진 모습도 잠시, K는 다시 제자리로 돌아온 살들을 부여잡고 오늘도 다이어트와 고군분투 중입니다.

절대빈곤에서 벗어난 이후 비만은 현대인의 가장 중요한 질병 중 하나가 되었습니다. 비만 인구가 빠른 속도로 늘어나면서 많은 나라에서 비만을 심각한 사회적 질병으로 여기고 있지요. 고혈압, 당뇨, 심장병 등 각종 성인병의 원인을 이야기할 때도 비만은 빠진 적이 없습니다. 그런데 사실 '뚱뚱하다'는 게 지금처럼 지탄의 대상이 된 것은 오래되지 않았습니다. 1900년 이전만 하더라도 덩치가 크고 살이 많은 사람들은 부와 풍요를 상징했습니다. 키 180센티미터, 몸무게 335킬로그램의 다니엘 램버트(Daniel Lambert)는 지금 기준으로 보면 초고도 비만이지만 뚱뚱한 몸 때문에 오히려 영국 레스터 지역에서 유명인사가 되었다는 기록이 있지요. 우리나라만 해도 조선시대의 유명 화가 신윤복의 〈미인도〉나 절세미인이었다는 춘향의 초상화를 보면 그 당시 미의 기준은 보름달 같은 얼굴, 풍만한 몸매였다는 것을 알 수 있습니다. 만약 요즘 뭇 남성들이 화면에서 눈을 떼지 못하는 걸스데이가 조선시대로 돌아간다면 "저런 말라깽이들!"이라며 한소리 듣지 않을까요? 이렇게 아름다움을 바라보는 기준은 시대와 지역에 따라 차이가 있습니다. 그뿐만이 아닙니다. 이제 비만에는 도덕적 판단까지 개입하여 과거에는 마음 좋고 후덕하다 여겨지던 풍만한 사람들이 이제는 자기 몸 하나 제대로 통제 못 하는 의지박약, 게으름뱅이라고 비난받기도 하지요.

비만이란 엄밀히 말해 체중이 아닌 지방 과잉을 말합니다. 하지만 지방이 꼭 '나쁜' 것만은 아닙니다. 지방은 몸을 따뜻하게 보온하는 우수한 단열 효과가 있고, 에너지가 부족할 때를 대비해 영양분을 비축하는 효율적이고 편리한 시스템입니다. 과거에는 몸에 지방을 저장하는 것이 생존을 유지하는 데 매우 유리했습니다. 주로 수렵과 채집 생활을 해왔던 인류의 조상들에게는 계절에 따라 얻을 수 있는 음식이 제한되었고, 운이 나쁘면 사냥에서 공치고 돌아오는 일도 다반사였으니까요. 인류는 이러한 환경에서 생존 가능성을 높일 수 있는 방향으로 진화했는데, 그러다 보니 지금으로 치면 다이어트 음식으로는 최악인 에너지 밀도가 높은 고칼로리 음식을 좋아하게 되었고, '있을 때 잘 먹자'는 모토로 한 번에 많은 음식을 먹은 뒤 궁핍기를 대비해 체지방으로 저장하는 능력을 발달시켰죠.

그런데 환경이 바뀐 겁니다. 과거에는 유리했던 체지방 축적이 사계절 안정되게 음식을 확보할 수 있는 현대사회에서는 과도한 체중 증가의 원인이 된 것이지요. 그뿐만이 아닙니다. "일하지 않는 자 먹지도 말라"는 성경 말씀이 아니더라도 인류의 조상들은 움직이지 않으면 먹을거리를 확보할 수 없었습니다. 종일 사냥거리를 쫓아 초원을 뛰어야 했고, 곡식과 채소를 채집하기 위해 수십 킬로미터를 걸어야 했지요. 하지만 지금은 어떤가요? 마트나 시장에 산더미처럼 쌓인 음식을 바구니에 담기만 하면 되고, 전화 한 통으로 피자, 치킨, 족발 등등 각종 음식이 코앞까지 배달되니 힘쓸 일이 없습니다. 게다가 자동차나 대중교통을 이용해 출근하고 하루 종일 컴퓨터 앞에 앉아 있는 현대인들은 기껏해야 기초대사율을 조금 넘는 에너지만 사용하고 있습니다. 그런데 이상합니다. 산업화, 기계화로 현대인들의 생활은 편리해졌는데 '바쁘다'는 말을 늘 입에 달고 삽니다. 시간을 훔치는 도둑, 『모모』의 회색 신사들에게 시간을 빼앗긴 것은 아닐까요? 냉동식품, 패스트푸드로 대충 끼니를 때우며 밤낮이 바뀐 생활이 일상이 되었으니 어찌 보면 살이 찔 수밖에 없는 환경입니다.

여성과 남성 모두가 비만에 취약한 것은 사실이지만 지방이 쌓이는 방식이나 건강에 미치는 영향 등에는 뚜렷한 차이가 있습니다. 여성은 남성에 비해 지방 저장 비율이 높습니다. 내장지방이 많이 쌓이는 남성에 비해 여성은 피하지방 축적이 많은 편이지요. 남성이 복부 비만에 취약한 반면, 여성은 엉덩이나 허벅지에 지방이 많이 쌓입니다. 사실 지방은 임신과 출산, 수유를 담당하는 여성에게 아주 중요한 에너지원입니다. 임신과 수유를 하는 동안 여성에게는 약 300~500칼로리의 추가 에너지가 필요한데, 평소에 지방을 잘 저장해 두었다가 필요할 때 가져다 쓰는 것이 생식에 절대적으로 유리하지요. 그래서인지 여성이 체지방을 감소시키기란 마음처럼 쉽지 않습니다. 여성은 운동할 때처럼 지속적으로 힘을 써야 하는 상황에서 지방을 잘 연소하지만 운동이 끝나고 회복 기간에 더 많은 지방을 보충하기 때문에, 남성과 비교했을 때 운동으로 체지방을 감량하는 효과가 떨어진다는 연구가 있습니다.

생존과 생식을 위해 체지방 축적이 중요하다는 진화적 흔적을 간직한 채 현대를 사는 여성. 어쩌면 시지푸스의 신화처럼 평생 '다이어트'라는 바위를 굴릴 수밖에 없는 숙명에 놓여 있는지도 모릅니다.

사실 여성의 비만은 주로 하체와 피하지방에 집중되면서, 내장비만이 주가 되는 남성에 비해 건강에는 나쁜 영향을 적게 미칩니다. 생식을 위해서는 이점도 있지요. 문제는 과도한 비만입니다. 지방은 단열이나 에너지 저장소 외에 내분비기관의 역할도 합니다. 지방이 지나치게 많으면 몸의 생리 기능, 특히 호르몬의 균형이 깨지면서 오히려 생식 기능에 문제가 생깁니다. 살이 찌면서 불규칙해지는 월경, 배란장애, 다낭성난소증후군 등이 대표적인 증상입니다. 체중이 증가하면 임신도 잘 안 됩니다. 그래서 스코틀랜드에서는 세금으로 시험관 시술 비용을 지원할 때 임신 확률이 떨어지는 비만 여성을 제외하는 가이드라인을 적용하고 있습니다. 과체중 상태로 임신하면 임신합병률도 눈에 띄게 증가합니다. 초기 유산이 되는 경우가 많고, 임신중독증에 걸릴 위험과 제왕절개를 해야 하는 경우가 증가하며, 태어난 아기도 선천성 결함이나 대사이상을 겪거나, 성인이 되었을 때 비만의 확률도 높아집니다. 산후에 비만 상태가 지속되면 출산 후 상처가 잘 치유되지 않고 늘어난 몸무게 때문에 허리, 무릎 관절에 무리가 오면서 끙끙 앓기도 하지요. 갱년기 이후에는 살 빼기가 더 어렵습니다. 에스트로겐 분비가 적어지면서 쉽게 체중이 증가하고, 남성형 비만처럼 내장지방 비율이 높아지기 때문에 고혈압, 고지혈증, 심혈관 질환 등 성인병 위험이 커집니다. 외모의 문제가 아니라 건강을 위해 적정 체중을 유지하는 게 무엇보다 중요하다는 결론이 나오는 거죠.

"알아도 안 되는 일에 이미 알고 있는 정보들을 계속 제공하는 것은 얼마나 허무한가. 오히려 저 사람은 내 고통을 전혀 이해 못 하는구나 하는 느낌만 줄 뿐이다." 정신과 의사 정혜신 박사의 말을 따르자면 비만에 대해 더 보탤 정보는 별로 없어 보입니다. 평생을 다이어트로 살아 온 사람들이 가지고 있는 정보는 감히 제가 범접할 수 없는 정도일 테니까요. 이런저런 다이어트 비법들, 다양한 듯해도 조목조목 따지고 들어가 핵심을 짚어 보면 결국은 '들어오는 에너지는 적게, 에너지 소모는 많게'입니다. 문제는 꾸준한 실천입니다. 많이 먹어서라기보다 잘못 먹어서 살찌는 경우가 많으니 탄수화물을 줄이고 단백질을 늘린 '지속가능한 식단'과 스트레스를 풀면서 즐겁게 할 수 있는 나만의 운동을 찾는 것이 중요합니다. 또한 '먹는다'는 것은 단지 배고픈 욕구를 충족시키는 행위일 뿐만 아니라 가족이나 친구를 만나 관계를 맺는 사회적 역할도 합니다. 일단 내가 다이어트 중이라는 소문을 내면서 함께 살을 빼 보세요. 가까운 동성친구의 체중 증가가 당사자의 체중 증가 가능성을 높인다거나 배우자의 도움을 받은 집단에서 체중 감량 효과가 크다는 연구 결과를 보면 체중 감량은 함께하는 것이 효과적입니다.

적게 먹고 열심히 운동하는데도 살이 잘 안 빠진다면 그때는 건강

을 살펴야 합니다. 갑상선기능저하 등 대사 이상이 원인일 수 있거든
요. 한의학적으로는 습담이라고 하는 노폐물 정체와 관련이 많습니다.
습기와 노폐물이 몸에 많이 남아 있으면 물에 젖은 솜처럼 몸은 천근
만근 무겁고 피곤한데 살은 잘 안 빠집니다. 이 노폐물이 왜 생기냐고
요? 여러 이유가 있지만, 특히 소화 기능을 주관하는 비위 기능이 약
해진 것과 관련이 있습니다. 소화기는 음식물을 통해 에너지를 만들어
내는 엔진 역할을 하는데, 비위 기능이 약하면 섭취한 음식물을 에너
지의 정수로 만들지 못하고 부피가 큰 노폐물만 쌓아 놓기 때문에 억
울하게 살이 찔 수 있습니다. 『동의보감』에서는 "모든 비만자는 다 기
허(氣虛)하다"고 이야기합니다. 이럴 때는 무조건 식욕을 억제하는 것
이 능사가 아니라 오히려 에너지를 북돋으면서 생체 엔진을 잘 돌려
주어야 건강하게 체중을 감량할 수 있습니다. 스트레스성 비만의 경
우, 먹는 데는 다 이유가 있습니다. 단 음식을 먹으면 긴장이 풀리고
그 순간만큼은 마음이 편해지니까요. 그러니 무조건 먹지 말라고 할
것이 아니라 운동이나 취미생활 등 스트레스를 풀어 줄 수 있는 다른
통로를 마련해 줘야 합니다. 꽉 막힌 에너지 소통을 돕는 한방 치료도
도움이 됩니다.

　'참을 수 없는 내 몸의 무거움'으로 고민 중인가요? 내 몸을 너무 미
워하지 마세요. 다른 사람들의 시선, 획일화된 기준에 내 몸을 꼭 맞출
필요는 없습니다. 건강을 해치는 과도한 살들과는 대화가 필요합니다.

"혹시 몸이 어디 안 좋은 건 아니니?", "건강한 음식 제때 챙겨 먹지 못할 만큼 바쁜 건 아니고?", "운동할 틈도 없는 거야?", "스트레스가 있다면 잘 풀자고." 자기 자신과 이런 대화들을 나눠 보세요. '자뻑'이면 어떤가요. 울퉁불퉁 튀어나오고 삐져나왔어도 활기차고 건강한 몸, 그 몸을 사랑하고 정성껏 돌보는 당신이 가장 아름답습니다.

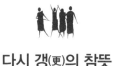

다시 갱(更)의 참뜻

아름답게 꽃 피던 봄, 뜨겁던 여름을 지나 가을을 맞는 마음에는 외로움과 스산함이 느껴집니다. 지난날들이 주마등처럼 지나가며 그립기도 합니다. 인생의 가을도 그렇습니다. 숨 헐떡이며 앞만 보고 달려왔는데 고개를 조금 넘은 기분이 듭니다. 무게를 덜어 가벼운 마음도 있지만 쓸쓸하기도 하지요. 태어나고 자라는 생장(生長)의 시기를 지나 거두고 간직하는 수장(收藏)의 시기로 전환하는 갱년기. 그런데 가을겨울이 꼭 봄여름보다 '나쁜' 걸까요? 갱년기는 치료해야 하는 '질병'일까요?

통계청은 한국 여성의 기대수명이 85.48세(2014년 기준)로 지난 40년 간 스무 살이나 증가했다고 발표했습니다. 한국 여성의 완경(完經, 과제를 마치며 완성했다는 의미로 폐경을 대신하는 말) 연령이 평균 49.7세니 월경이 끝나고 나서도 아직 전체 인생의 3분의 1 이상이 남아 있는 거죠. 인류는 영장류 동물 중에서 생식을 끝낸 뒤에도 오래 사는 유일한 종이 되었습니다. 물론 여성의 삶의 목적이 생식은 아니지만 '성공적인 생식'이라는 가장 중요한 진화의 목표를 고려한다면 한 가지 의문이 생깁니다. 여성은 왜 수명이 많이 남았는데도 생식 기능을 중단할까요? 평생 계속해서 배란한다면 더 많은 자손을 남길 수 있을 텐데 말이죠. 실제로 최근 생명과학이 눈부시게 발달하면서 줄기세포를 이용하면 노화를 멈추고 앞으로 20년 이내에 완경이라는 말은 완전히 사라질 것이라고 자신하는 연구자도 있습니다. 과연 그럴까요? 오랜 진화의 역사에서 여성이 생애주기 중간에 월경을 끝내고 생식을 멈추는 것은 어떤 이득이 있어서가 아닐까요?

여성이 월경을 끝내는 이유에 대해서는 여러 가지 가설이 있습니다. 단지 수명이 길어지면서 출생 시 가지고 태어난 원시난포가 중도에 소진된 것이라는 주장도 있고, 에너지 비용이 많이 드는 임신과 출산과 양육을 반복적으로 경험하면 여성의 기운이 약해지고, 이런 상태에서 새로운 임신을 하는 것보다는 이미 낳은 아이들을 잘 돌보는 것이 '양보다는 질'을 생각한 진화에 부합한 성공적 생식이라는 주장도 있습니다.

진화인류학에서 가장 활발하게 이루어진 토론은 미국 유타대학교 크리스틴 호크스(Kristen Hawkes) 교수가 제안한 '할머니 가설

(grandmother hypothesis)'입니다. 생식을 멈추고 그 에너지로 손주를 잘 돌볼 때 오히려 최종적인 생식의 성공률이 높아진다는 설명이지요. 세계적인 동물학자 제인 구달은 어른이 되면 무리를 떠나는 다른 침팬지와 달리 성숙한 이후에도 어머니 플로와 함께 사는 딸 피피의 생식 과정을 관찰했습니다. 피피는 다른 침팬지에 비해 어린 나이에 생식활동을 시작하면서 무리에서 가장 많은 수의 새끼를 낳았고, 피피의 세 아들은 무리에서 가장 덩치가 커서 지배층이 되었으며, 딸은 피피보다도 더 일찍 생식을 시작하여 더 많은 자손을 남겼습니다. '할머니 가설'을 뒷받침하는 연구 결과입니다. 감비아에서 이루어진 연구에서도 할머니가 있는 아이들이 어렸을 때 사망할 위험이 훨씬 낮다는 보고가 있습니다. 손주를 돌보려면 생식은 멈추어도 체력은 충분히 남아 있어야 하는데 완경 후에도 활동적인 여성들의 모습을 보면 할머니 가설이 그럴듯하게 여겨집니다.

인종이나 어린 시절의 경험, 사회경제적 상태, 출산 여부 등에 따라 개인의 완경 연령은 조금씩 차이를 보입니다. 방글라데시 이민자 연구를 보면, 초경 이전 영국에 이민 온 경우는 영국인과 비슷하게 늦은 나이까지 월경을 했지만, 초경 이후 이민자는 방글라데시에 계속 사는 여성들과 비슷하게 빠른 나이에 완경이 되었지요. 어린 시절의 영양 부족과 감염의 위험 때문에 에너지 부담이 높아서라고 추정하고 있습니다. 어머니가 빨리 월경이 끊긴 경우 딸들의 완경 연령도 남들보다 이른 경향이 있습니다. 유전적인 부분이 관여하는 것인데, 한의학에서는 이 것이 태어나면서 받은 선천지기(先天之氣)의 허약 때문이라고 봅니다.

갱년기에는 다양한 증상이 나타납니다. 먼저, 규칙적이던 월경이 왔다 갔다 불규칙해지기 시작합니다. 월경이 늦어지면 '혹시 임신인가?' 걱정하던 마음이 '혹시 완경인가?'로 바뀌면 갱년기의 신호라고 볼 수 있습니다. 월경은 하루아침에 끊기는 것이 아니라 처음 초경을 시작했을 때처럼 1~2년간의 이행기를 가지다가 완경이 됩니다. 초경을 시작하고 30년 넘게 일하던 난소와 자궁이 휴식에 들어가는 것이지요.

열이 위로 오르면서 얼굴이 화끈거리고, 땀이 났다가 식으면서 더웠다 추웠다를 반복하고, 죄 지은 것이 없는데도 가슴이 두근거리는 등의 자율신경실조증은 갱년기를 대표하는 특징입니다. 한의학적으로는 자궁, 난소가 속한 하초의 기운이 허약해지면서 가짜 열인 허열이 위로 오르는 음허화왕(陰虛火旺) 증상이지요. 그런데 갱년기 증상도 민족에 따라 차이가 있습니다. 동양인에 비해 에스트로겐 수치가 높은 서구인들은 갱년기에 여성호르몬 분비가 급격하게 감소하면서 상열감, 홍조 등의 에스트로겐 결핍 증상이 뚜렷하게 나타납니다. 하지만 동양인들이 호소하는 갱년기 증상은 조금 다릅니다. 의료인류학자 마거릿 로크(Margaret Lock)가 일본인을 대상으로 진행한 연구에서는 오히려 통증, 피로감, 무기력 등이 갱년기의 대표적 증상으로 나타났습니다. 저 역시 진료실에서 몸이 여기저기 쑤시고 아프다, 피곤하다고 호소하는 갱년기 여성들을 가장 흔히 만납니다.

　그렇다면 갱년기와 완경은 치료가 필요한 질병일까요? 세계 각지에서 갱년기를 연구한 인류학자들은 완경의 특징으로 보편성, 시기성, 연령 특이성을 꼽습니다. 기대수명대로 살아가는 여성이라면 누구나 경험하고(보편성), 인간의 생물학적 잠재수명을 120세 정도로 볼 때 생애주기의 중반쯤에 겪으며(시기성), 인종이나 환경에 따른 편차가 있기는 하지만 대략 50세쯤에 월경을 끝낸다(연령 특이성)는 겁니다. 이렇게 완경은 때가 되면 누구나 겪는, 여성의 몸에서 일어나는 자연스러운 현상입니다. 그런데 언제부터 완경을 '질병'으로 여기게 되었을까요?

　200여 년 전에 활동한 의사 존 리크(John Leake)는 『예방을 위한 의학적 지시와 여성에게 특이한 만성적 또는 느린 질병(Medical instructions towards the prevention, and chronic or slow diseases peculiar to women)』이라는 책에서 완경을 치료가 필요한 질병으로 규정하고 '사치에서 온 과잉'이 원인이라며 비난의 화살을 여성 개인에게 돌렸습니다. 이후 갱년기는 '에스트로겐 결핍 질환'으로 분류되면서 의료의 영역으로 편입되었고 부족한 여성호르몬을 보충하는 것이 갱년기 치료의 당연한 수순으로 강조되었습니다. "인슐린이 부족한 당뇨병 환자에게 인슐린을 공급하는 것처럼 여성호르몬이 부족한 갱년기 여성에게 호르몬 치료를 하는 건 당연하지 않나요?"라는 세간의 주장에 웬다 트레바탄(Wenda Trevathan)을 비롯한 많은 인류학자는 일부에게 발생하는 당뇨병과 달리 완경은 모든 여성에게 일어나는 보편적 현상으로 연령 증가와 함께 나타나는 정상 발달과정(developing stage)의 일부이며 생식 기능의 '퇴화'가 아니라 '성숙'이라고 주장합니다. 월경, 임신, 출산, 양육에 쏟던 에너지를 온전히 나를 위해 쓸 수 있고, 뇌과학자들이 증명하듯 대뇌의 네트워킹 능력이 뛰어나 가장 지혜가 빛나는 시기도 바로 이때입니다.

한때는 우리나라에서도 갱년기 호르몬 대체요법이 청춘을 지키는 마법의 묘약처럼 여겨지던 시절이 있었습니다. 부족한 여성호르몬을 보충해 주면 당연히 건강해질 것이라는 세간의 주장이 신화처럼 득세했고, 세련된 서구의 치료법이라는 문화적 흐름도 한몫했지요. 하지만 호르몬제로 인한 여러 부작용이 보고되면서 득실을 따지는 논란이 활발히 이루어지다가 마침내 2002년 미국국립보건원에서는 호르몬 대체요법이 완경 이후 여성의 건강에 어떤 영향을 미치는지 대규모 임상시험을 실시했습니다. 연구 결과 에스트로겐-프로게스틴 복합 호르몬 요법을 받은 여성들이 호르몬 치료를 받지 않은 여성들에 비해 유방암, 심장병 발병 위험이 훨씬 높다는 사실이 밝혀졌습니다. 사실 호르몬 대체요법이 여성호르몬과 밀접한 관련이 있는 암, 즉 유방암이나 자궁암, 난소암의 위험을 높인다는 것은 새로운 사실이 아닙니다. 이전부터 알고 있던 사실이지만, 이는 조기진단을 통해 어느 정도 예방할 수 있고 대신 호르몬 치료로 생명과 직결된 심장병을 예방할 수 있으니 위험보다 이익이 훨씬 크다는 것이 호르몬 대체요법 찬성자들의 주장이었지요. 하지만 심장병 위험까지 높다는 연구 결과가 발표되자 호르몬제의 인기는 급격히 떨어졌습니다. 물론 일상생활에 지장을 줄 정도의 심한 에스트로겐 결핍 증상에는 일시적으로 호르몬제를 복용하여 도움을 받을 수 있습니다. 그러나 자궁에 혹이 있거나 자궁암, 유방암, 난소암, 혈전증, 뇌졸증, 심장 질환의 과거력이나 위험인자가 있는 경우에는 각별한 주의가 필요합니다.

최근 가짜 파동을 겪었던 '백수오'도 마찬가지입니다. 진품이냐 가짜냐의 문제를 넘어 체질에 맞지 않는 여성들에게는 약이 아닌 독이 될 수 있습니다. 허열이 뜨거나 몸이 여기저기 쑤시고 아픈 갱년기 증상으로 힘들다면 몸에 좋다는 건강보조식품을 임의로 복용할 것이 아니라 한의사에게 자세한 진료를 받은 뒤, 원인에 따라 몸의 근원적 에너지이면서 뼈를 다스리는 신 기능을 돕거나 진액을 보충하는 한약 처방을 받는 것이 갱년기를 편안하게 넘기고 건강한 노후를 맞는 데 도움이 됩니다. 신선한 채소와 과일을 충분히 섭취하고 하루 30분 이상 규칙적인 운동을 하는, 별로 특별할 것 없는 당연한 처방이 완경 이후 건강을 유지하는 데는 어떤 약보다 효과적입니다.

갱년기는 단지 몸의 변화가 아니라 이를 바라보는 사회문화적 태도와 밀접한 관련이 있습니다. 나이 든 사람들의 삶의 경험과 연륜과 지혜가 젊은 세대의 생존과 직결되었던 전통사회에서는 생식을 완수한 여성이 우대받으며 중요한 의사결정에 참여했지만, 젊음의 가치가 칭

송되는 사회일수록 여성들의 갱년기 스트레스는 더욱 높다는 것이 인류학자들의 연구 결과입니다. 아프리카 전통사회인 쿵족 여성들은 완경 이후 오히려 화려한 의상을 입고 젊은 남성을 애인으로 두는 등 성적 활동이 활발하지만, 여성의 성적 정체성이 피와 관련 있다고 보는 인도에서는 완경 여성을 더 이상 성적 존재로 여기지 않는 경향이 있습니다. 우리 사회도 크게 다르지 않지요. 젊고 아름다운 여성들이 칭송받으며, 나이 든 여성은 권위도 관심도 잃어 가니까요. 그래도 요즘은 "나 이제 겨우 인생 전반전 끝난 거거든" 하며 씩씩하게 갱년기를 맞는 여성들이 많아지고 있습니다. 초경을 축하하는 의례처럼 가족과 친구들이 완경 파티를 열어 주며 오롯이 자신을 돌보게 된 여성들을 축복하고 응원하는 흐뭇한 광경도 종종 만날 수 있지요.

갱년기는 인생의 후반기를 준비하며 숨을 고르는 삶의 전환기입니다. 월경(meno)의 멈춤(pause)이 아니라 월경(meno)으로부터의 자유(free)이기도 하지요. 남편과 아이를 돌보며 외부로 향했던 에너지를 나 자신에게 집중하면서 인생의 지혜와 연륜을 발휘하고, 질병과 결핍이 아닌 성숙과 발전 과정으로 이 시기를 바라보는 것이 필요합니다.

노화에 저항하거나 휘둘릴 것이 아니라 친구 삼아 사이좋게 갱년기를 보내면 어떨까요?

가장 아름다운 시절

학부모 단체 채팅방에서는 오늘도 한바탕 소동이 벌어졌습니다. 매달 두 번째 화요일 저녁에 해 왔던 반 모임이 있는데 갑자기 한 엄마가 목요일 저녁이라고 우기고 나섰거든요. 평소 야무지고 빈틈없어서 '똘똘이 스머프'라고 불리던 그녀가 어쩌다⋯⋯. 그런데 사람 마음이 참 간사한 게 한편으로는 안심이 되기도 합니다. "나만 그런 게 아니었어"라는 안도감이랄까요.

"엄마, 이거 잘 좀 맡아 줘."

분명 가방 어딘가에 잘 넣어 둔 거 같은데 여행지에 도착해 아이가 맡긴 물건을 찾으려니 보이지 않습니다.

"자기 물건은 자기가 챙겨야지 왜 엄마한테 맡기니?"

버럭 성질을 내지만 사실 아이에게 화난 게 아니라 자꾸 깜박거리는 나 자신이 미운 거였지요. 밤새 찾던 텔레비전 리모콘이 왜 냉장고 안에 있는지, 매일 누르던 대문 비밀번호는 누가 나 몰래 바꿔 놨는지, 나는 왜 머리에 헤어롤을 만 채로 거리를 활보하고 있는지······. 마냥 웃을 수만은 없는 이 민망한 일화들이 40대 여성들의 수다에서 빠지지 않는 단골손님이 되었습니다. 어쩌다가 이렇게 된 걸까요? 대체 우리 머릿속에서 무슨 일이 벌어지고 있는 걸까요?

그렇습니다. 건망증에 관한 이야기입니다. "이놈의 건망증!" 여성들이 툭하면 내뱉는 말이죠. 건망증이란 알다시피 기억력이 떨어져 새로운 정보를 잘 입력하지 못하거나 기억을 하더라도 금세 잊어버리는 증상을 말합니다. 보통 나이 들어 그렇다고 생각하지요. 근육이 약해지고 피부 탄력이 떨어지는 것처럼 뇌 기능도 당연히 떨어진다고 생각합니다. 하지만 건망증을 단순히 노화 현상으로만 보기는 어렵습니다. 건망증에 영향을 미치는 요소는 꽤 다양해서 꼭 나이 많은 사람만 잘 잊어버리는 건 아니거든요. 우리의 뇌는 정보를 처리할 때 등록, 저장, 인출의 3단계를 거치는데, 이 과정이 원활하게 이루어지지 않으면 건망증이 생깁니다. 특히 처리해야 할 정보가 지나치게 많으면 정보 저장 장치인 대뇌에 과부하가 일어나면서 입력과 기억이 어려워집니다. 한마디로 엉망진창이 되는 거지요. 여성들이 더 자주 건망증을 호소하는 것도 이것과 관련이 있는 건 아닐까요?

여성들은 한꺼번에 처리해야 하는 정보의 종류나 양이 아무래도 남성들보다 많습니다. 가족의 대소사를 챙겨야 하고 때맞춰 각종 공과금도 내야 하죠. 아이가 아직 어리다면 약 먹을 시간, 학교 준비물, 잠깐 삐끗하면 붕 뜨는 방과 후 일정 조정까지. 그야말로 정신 바짝 차리고 챙겨야 할 일이 한둘이 아닙니다.

'어제까지 보내기로 했던 이메일은? 기획서 마감이 코앞이야. 동료와의 업무 갈등은 어쩌지?' 일하는 여성이라면 이런 고민들로 더 정신이 없습니다. 동시에 이 많은 일을 처리해야 하는 멀티플레이어인 여성의 뇌는 바쁠 수밖에 없지요. 뇌도 살길을 찾아야 하니 조금 덜 중요한 일들은 잊어버려야 다른 큰일을 무리 없이 진행할 수 있습니다. 삶의 무게와 함께 따라다니는 '습관성 주부 건망증'은 그래서 생깁니다.

심한 건망증의 또 다른 주범은 스트레스와 우울입니다. 스트레스를 과하게 받으면 불안하고 초조하고 우울해져서 집중력도 떨어집니다. 당연히 새로운 정보를 받아들이기 어렵지요. 생각의 한 끝이 스트레스에 꽁꽁 묶여 있으면 다른 정보들은 기억 창고에 저장되기도 전에 뿌옇게 안개처럼 흩어지기 일쑤입니다. 아무 생각 없이 마음이 안드로메다에 갔다가 힘찬 고갯짓과 함께 돌아오는 경험을 한 번씩은 해 보았을 겁니다. 넋 놓는 순간이 점점 잦아지는 거죠. 어쩌면 기억하고 싶지 않다는, 잊어야 살 수 있을 것 같다는 내 몸의 처절한 방어기제가 작용하는 것인지도 모릅니다. 여성들은 아이를 낳고 나서, 또는 갱년기에 호르몬이 갑작스럽게 변하면서 쉽게 더 우울해지고 건망증도 그만큼 심해지곤 합니다.

『동의보감』에서는 기억력과 관련된 주요 장기로 심장과 비장을 꼽습니다. 심장은 '임금의 장기'로 정신을 주관하고, 비장은 생각을 다스리지요. 여성들이 건망증 때문에 불편하다고 호소하는 건 보통 중년이 되기 훨씬 전인 출산 후부터 시작되는 경우가 많습니다. 아이를 낳은 뒤 갑자기 달라진 환경, 더욱 무거워진 책임과 산만한 일상, 복잡해진 인간관계 등이 한몫하는 것이지만, 한의학에서는 몸의 변화가 정신의 변화를 일으킨다고 봅니다. 출산 때문에 기혈이 허약해져 뇌에 충분한 영양을 공급하지 못하는 것이죠. 생각할 게 너무 많아지고, 지나친 근심과 두려움이 심장과 비장 기운을 상하게 해서 건망증이 심해지는 것입니다. 또 흔히 허해진다고 하지요? 우리 몸에 진액이 부족해지면 허열이 위로 오르는 경향이 있는데, 위로 올라간 열은 머리를 산만하게 만들어 기억력을 떨어뜨리는 주범이 됩니다. 따라서 기혈을 충만하게 해주면서 머리를 서늘하게 하는 것이 건망증을 다스리는 한의학적 치료의 기본 원칙입니다. 흔히 '수험생 보약'으로 알려진 총명탕은 기혈을 보강하면서 신경을 안정시키는 한약입니다. 기억력을 높이는 명약으로 꼽히죠. 공부하는 자녀들에게만 열심히 먹일 게 아니라 이제는 중년 여성들도 스스로 챙겨 먹어야 하지 않을까요?

사실 건망증이란 게 조금 불편하긴 해도 건강을 위협하는 질병은 아닙니다. 문제는 '치매에 대한 공포'입니다. "이러다 치매가 오는 거 아닐까?", "혹시 건망증이 치매의 전조 증상은 아닐까?" 막연하지만 이런 걱정을 한 번쯤을 해 봤을 테지요. 저 역시 40대 또래 친구들과 영화 〈스틸 앨리스(Still Alice)〉를 보면서 집단공포에 빠졌던 적이 있습니다. 나이가 들어 기운은 좀 빠지더라도 제정신은 지키고 싶은 마음은 누구나 같을 겁니다. 다행히 치매는 뇌 질환이고 건망증은 자연스러운 생리현상으로, 둘 사이는 아무 관계가 없다는 게 전문가들 공통된 의견입니다. 걱정하는 것처럼 건망증이 심해져서 치매가 되는 건 아닙니다. 치매는 뇌세포가 손상되는 뇌질환입니다. 중풍 등으로 뇌혈관에 문제가 생기는 혈관성 치매와 알츠하이머처럼 뇌세포가 퇴화해 발병하는 퇴행성 치매로 나눌 수 있습니다. 〈스틸 앨리스〉의 주인공 앨리스 교수처럼 유전적 질환으로 나타나는 조기 알츠하이머도 있지만 극히 드물지요. 치매는 대부분 노년에 나타납니다. 무엇보다 '내가 혹시 치매는 아닐까?' 하고 걱정하는 사람 중 진짜 치매는 드뭅니다. 조금 안심이 되나요?

"건망증은 본인이 더 걱정하고, 치매는 가족들이 더 걱정한다"는 말이 있습니다. 미국의학협회(American Medical Association, AMA)에서 발표한 치매 진단 가이드라인에 나오는 감별 기준입니다.

세상살이가 산만하고 온갖 역할을 동시에 수행하면서 피곤해진 여성들의 뇌. 어떻게 하면 깨어날 수 있을까요? 컴퓨터도 과부하가 걸리면 동작을 멈춰 버립니다. 이럴 때는 그냥 '리셋'이 답이지요. 컴퓨터도 잠시 껐다 켜는 게 상책이듯, 얽힌 실타래처럼 머리가 복잡해졌을 때는 잠시 생각을 오프 모드로 바꾸는 게 필요합니다. 일명 '멍 때리기'가 지친 뇌세포를 회복시키는 데 도움이 됩니다. 한의학에서는 생각이 너무 많으면 비장 기능이 상하고, 비장 기운이 약해지면 잠을 이루기 어렵다고 말합니다. 숙면은 건망증의 아주 좋은 약으로 때로는 아무 생각 없이 한숨 자고 일어나면 지친 뇌도 깨어날 수 있습니다.

운동도 꼭 필요합니다. 운동은 몸만 건강해지는 것이 아니라 마음을 깨우는 데도 효과가 좋습니다. 걷기, 자전거 타기, 수영, 등산 같은 유산소운동은 혈액순환을 돕고 뇌에 산소를 원활히 공급함으로써 집중력, 사고력, 기억력을 높여 줍니다. 운동으로 뇌가 건강해질 수 있다는 과학적 증거도 있습니다. 쳇바퀴 돌리는 운동을 한 생쥐와 하지 않은 생쥐의 뇌혈류 변화를 비교한 콜롬비아대학의 연구를 보면, 운동한 생쥐 뇌에는 새로운 뉴런들이 생성되고 기억을 주관하는 해마의 혈류도 눈에 띄게 증가했습니다. 물론 경쟁적인 운동은 스트레스가 될 수 있으니 뇌 건강을 위해서는 즐거운 운동을 꾸준히 하는 게 좋습니다. 등산이나 산책을 하면서 자연 속에서 긴장을 풀고 오감을 깨우는 것도 좋은 방법입니다. 일상생활의 전환, 생활 속의 작은 일탈을 도모해 보는 것도 뇌를 자극해 두뇌 건강을 유지하는 데 효과적이지요. 가령 매일 오른손으로 하던 걸 왼손을 함께 사용한다거나, 항상 다니는 길이 아닌 낯선 골목길을 찾아보고, 가구 배치를 새롭게 해 보는 것도 방법입니다.

"중년의 뇌는 우리가 삶을 헤쳐 나가도록 도우며, 혼란을 가르며 해답을 찾아내고, 누구를 무시하고 무엇을 무시할지, 언제 왼쪽으로 가고 언제 오른쪽으로 갈지를 안다." 퓰리처상을 받은 의학전문기자 바버라 스트로치(Barbara Strauch)의 저서 『가장 뛰어난 중년의 뇌(The secret life of the grown up brain)』의 한 구절입니다. 이 책에서 그는 지금까지 진행된 수많은 뇌과학 연구를 근거로 기억력은 약간 떨어질지라도 탁월한 통찰력과 문제 해결 능력을 갖춘 중년의 뇌를 칭송하고 있습니다.

그렇습니다. 오랜만에 만난 친구의 이름 좀 생각나지 않으면 어떤가요. 오늘 꼭 내야 했던 공과금 좀 잊는다고 하늘이 무너지나요? 연체료 그거 뭐 얼마나 한다고……. 오늘도 여성들은 실타래처럼 얽혀 있는 관계를 풀어 내고, 깨알 같은 일들의 우선순위를 정해 현명하게 해결하고 있습니다. 젊었을 때는 시속 160킬로미터의 초강속구를 던지던 투수였을지 몰라도, 지금은 좀 느리지만 커브와 슬라이더를 적재적소에 배치하여 상대 타자를 꼼짝 못하게 하는 승부사가 된 것이지요. 씽씽 잘 돌아가기는 하지만 덜 여물었던 젊은 시절의 뇌보다 오랜 시절 쌓아 온 지식과 경험을 창조적으로 잘 엮어 내며 아름다운 결과를 만들어 내는 지금의 뇌가 가끔은 훨씬 영리하게 느껴지기도 합니다.

마음의 감기

늦바람이 무섭다고 뒤늦게 시작한 소셜네트워크서비스(SNS)에 입문해 맹활약을 펼치던 친구 H. 하루가 멀다 하고 맛집 순례 인증샷을 올리고 영화·연극·뮤지컬·각종 전시회까지 요즘 핫하다는 문화공연은 모두 섭렵하더군요. '이렇게 부부 금실이 좋았던 거야?' 오랜 친구인 나도 믿기 어려울 만큼 결혼 15주년 기념 선물 자랑과 환상적인 해외여행 사진들을 줄줄이 올리더라고요. '아, 나는 매일 진료실에 갇혀 사는데…… 산더미처럼 쌓여 있는 설거지는 어쩌고…….' H의 염장질에 괘씸한 마음 반, 부러운 마음 반이었습니다. 그러던 어느 날 이 친구가 갑자기 잠수를 탔습니다. 회색빛 사진 한 장 떡하니 올려놓고요. '혹시 무슨 일이라도 생긴 건가?' 걱정스런 마음으로 달려가 봤죠. 그랬더니 '부러움 유발자'의 첫마디. "왜 나만 우울한 거지?" 남들은 다 행복해 보이는데 자기만 우울하다고 얘기하더군요. 지금 이걸 나한테 할 소리인가 싶었지만 한편으로는 이해가 되기도 했습니다. 카카오스토리, 페이스북, 인스타그램 등 SNS에 올라오는 다른 사람들의 행복한 모습에 상대적 박탈감을 느낀 거죠. 나도 질세라 행복을 연출하고 사진 밑에 달린 '좋아요'의 숫자가 올라가는 것을 보며 기분이 널뛰었지만 역부족이었나 봅니다. 스스로는 알았던 거죠. 인생의 장밋빛 순간만 골라 올린 그 사진들이 삶의 진실은 아니라는 사실을요.

고대의 많은 성인들이 '희로애락'을 이야기한 데도 이유가 있습니다. 어떤 인생도 행복할 수만은 없다는 진리죠. 우리 마음속에 함께 살고 있는 기쁨, 슬픔, 소심, 까칠, 버럭이가 서로 밀고 끌어 주며 우리를 성장시킨다고 영화 〈인사이드 아웃〉에서도 이야기하고 있잖아요. 문제는 잠깐 겪고 넘어가는 '우울감'이 아니라 마음이 아픈 질병 '우울증'입니다. 살다 보면 좋은 날도 있고, 나쁜 날도 있고, 괜히 기분이 가라앉는 우울한 날도 있습니다. 그렇게 잠깐 우울했다가 다시 기분을 회복하는 게 '우울감'이라면, 하루의 대부분, 거의 매일 우울한 기분이 지속된다면 '우울증'을 의심해 볼 만합니다.

우울증은 만사가 귀찮고 재미있는 일이 하나도 없습니다. 우울을 몸으로 호소하는 사람도 많아서 늘 피곤하고 활력이 없으며 계속 잠만 자기도 하고 반대로 불면증에 시달리기도 합니다. 입맛이 뚝 떨어져 아무엇도 안 먹거나 우울을 이기지 못해 마구 먹어 대는 폭식증을 동반하기도 하죠. 이럴 때는 우울을 가볍게 여기지 말고 치료를 고려해야 합니다. '마음의 감기'라고 불리는 우울증은 정말 감기처럼 가볍게 넘어가기도 하지만, 심한 경우 자살이라는 돌이킬 수 없는 비극으로 이어질 수도 있으니까요.

우울증으로 힘들어하는 여성이 남성에 비해 1.5~2배가량 많습니다. 여성이 더 우울한 이유는 뭘까요? 우선은 매달 월경주기에 따라 달라지는 여성호르몬과 밀접한 관련이 있습니다. 월경주기는 배란일을 기준으로 에스트로겐이 지배하는 배란 전기와 프로게스테론이 지배하는 배란 후기로 나눌 수 있습니다. '기쁨과 활력의 호르몬'으로 알려진 에스트로겐이 우세한 시기에는 기분도 좋고 매사에 활기가 넘치지만 배란이 되고 나서 프로게스테론 분비가 증가하면 기분이 가라앉으면서 차분해집니다. 혼자 있고 싶고 작은 일에 예민해지기도 하지요. 초경을 시작하면서 여성들이 생애 최초로 만나는 정기적인 우울감, 바로 월경전증후군의 일부이지요. 하지만 이 감정을 나쁘게 여길 것만은 아닙니다. 차분히 자신의 내면을 살피면서 귀한 성찰의 시간으로 삼을 수도 있으니까요.

마냥 기쁘기만 할 것 같은 임신 기간 중에도 임산부 열 명 중 한 명은 우울증을 호소합니다. 임신 중에 나타나는 호르몬 변화와 임신 후반기에 몸이 무거워지고 외출이 뜸해지면서 느끼는 사회적 고립감과 차별 때문에 우울한 감정이 생깁니다. 임신한 여성이라면 '마땅히' 기뻐야 한다는 편견 때문에 마음 놓고 감정을 드러내지 못하니 우울증이 악화되기도 합니다. 임신 중 우울감을 예사롭게 넘기면 안 되는 이유는 심각한 산후우울증의 3분의 2 정도가 임신했을 때부터 시작되기 때문입니다. 엄마의 우울이 배 속 아기에게 영향을 미치기도 하고요. 스트레스 호르몬인 코르티솔이 증가하면 임신 중 아기의 성장이 늦어져 저체중이 되기 쉽고 아기가 자라면서 우울증에 걸릴 위험도 높아집니다.

요즘 사회적 쟁점으로 떠오른 것이 산후우울증입니다. 산고 끝에 얻은 소중한 생명을 바라보며 느끼는 경이로움이나 행복과는 별도로 출산 직후 대부분의 산모들은 '베이비 블루(baby blue)'라고 하는 산후우울감을 경험합니다. 출산 후 급격한 호르몬의 변화, 온몸이 해체되는 듯한 출산의 고통, 한 생명을 책임져야 한다는 부담이 크기 때문입니다. 저 역시 새근새근 자고 있는 아이 옆에서 거울을 볼 때마다 우울했던 기억이 납니다. 팅팅 부은 칙칙한 얼굴, 펑퍼짐한 몸매를 볼 때마다 그런 기분에 빠졌죠. 산후에 느끼는 우울감은 가족의 따뜻한 돌봄 속에서 몸과 마음을 잘 추스르면 대부분 자연스럽게 회복되지만 약 15퍼센트 정도는 지속적인 산후우울증으로 남기도 합니다. 가끔은 산모만의 우울에서 그치는 것이 아니라 영아 유기나 위해 등 심각한 상황으로 이어지기도 하지요.

마음의 위기는 갱년기에 또 한 번 찾아옵니다. 30년 넘게 이어지던 월경이 끊어지면서 홀가분함 대신 허전함을 느끼고 심지어는 '여성으로서의 삶이 끝났다'는 절망감을 느끼기도 합니다. 여기저기 쑤시고 아프며 예전 같지 않은 건강, 상처가 나도 잘 낫지 않고 기억력도 가물가물, 인생의 내리막이 확연히 느껴지는 쇠퇴한 몸은 우울감을 배가시킵니다. 여기에 한평생 마음을 쏟고 품었던 자식들이 성장해 떠나면서 느끼는 '빈둥지증후군'이 겹치면 여성의 우울증 발병 위험은 어느 때보다도 높아집니다. 게다가 우리나라에는 '화병'이라는 독특한 질병이 있습니다. 가부장적 가치관이 지배하는 사회에서 여성들은 자신의 감정을 표현하지 못하고 억울함과 분노를 차곡차곡 쌓아 놓습니다. 그렇게 막힌 감정이 임계점에 이르면 순식간에 몸과 마음이 무너지면서 질병을 일으키는 것이지요. 정신과에서 널리 사용하고 있는 진단 체계(Diagnostic and Statistical Manual for Mental Disorder fourth edition, DSM-IV)에서는 'Hwa-byung'이라고 표기하며 이를 공식적인 정신질환이자 한국 특유의 문화 관련 증후군으로 분류하고 있습니다.

한의학에서는 '몸과 마음이 분리되지 않았다'는 심신일원론(心身一元論)을 바탕으로 우울증을 치료합니다. 몸을 건강하게 함으로써 마음의 회복도 돕는 것이죠. 특히 심, 비, 간 이 세 장부가 마음의 건강에 중요한 역할을 합니다. 월경 전이나 임신 중, 출산 후 그리고 갱년기에는 혈액이 부족해지기 쉬운데, 혈액을 주관하는 임금의 장기, 즉 심장이 허약하며 마음을 다스리는 신이 제자리를 지키지 못하니 불안, 초조, 우울의 감정이 제어할 수 없을 정도로 커집니다. 심혈이 부족하면 마치 물이 부족한 곳에서 물고기가 파닥거리듯 가슴이 두근거리면서 안색이 창백해지고 눈앞이 빙빙 도는 증상이 함께 나타나기도 하지요. 쓸데없는 생각을 많이 하고 걱정이 지나치면 비장의 기운이 상합니다. 우울감과 함께 입맛이 떨어지고 늘 피곤하며, 잠을 이루기 힘들고 꿈을 많이 꾼다면 비장의 기능을 보강하는 한의학적 치료가 효과적입니다.

한편 갑작스러운 정신적 충격이나 심한 스트레스, 만성적인 긴장 상태에 있는 사람은 한의학적으로 '간기울결'이라는 진단을 주로 받습니다. 신경계를 주관하는 간경락의 에너지가 소통되지 못하고 막혀 있다는 뜻입니다. 이 경우 신경이 예민해지면서 별것 아닌 일에 쉽게 화가 나고 옆구리가 뻐근하거나 입이 마르고 소태처럼 입맛이 쓴 증상이 동반됩니다. 이럴 때는 꽉 막힌 기운을 소통시키는 한방 치료로 끊어질 듯 팽팽하게 당겨져 있는 몸과 마음을 이완시켜야 합니다. 대표적인 한약 처방이 '슬슬 거닐며 돌아다닌다'는 의미를 지닌 '소요산(逍遙散)'입니다. 이렇듯 같은 우울증이라도 오장육부의 강약에 따라 한방 치료의 운용은 달라집니다.

늘 기분이 좋고 행복하면 좋겠지만 나의 의지와 상관없이 우울은 언제나 기척도 없이 불현듯 찾아옵니다. 오는 우울을 막을 수는 없지만, 우울에 압도당하지 않으려면 무엇보다 '아, 우울이 또 왔구나' 하고 알아차리는 것이 중요합니다. 가슴이 답답하고 불안하고 심장이 두근거린다면 크게 심호흡을 하면서 호흡에 집중해 보세요. 숨을 들이쉬면서 평화와 안정이 내 몸에 들어온다 생각하고, 나가는 숨에 불안과 긴장을 다 내보내세요. 우울을 유발하는 주변 상황이 변하지 않더라도 이완호흡으로 내 몸에 산소가 충분히 들어오면 긴장이 풀리고 자율신경계도 안정을 되찾을 수 있으니까요. 또한 참는 것이 미덕이라는 생각을 버리세요. 고함을 치는 여성이 혀를 깨물고 분노를 삭이는 여성에 비해 4배 이상 오래 산다는 미국심장학회(American Heart Association, AHA)의 연구 결과도 있습니다.

날씨 좋은 날 밖에 나가 햇빛을 쬐며 광합성을 하는 것도 우울증을 극복하는 데 아주 효과적입니다. 햇빛이 부족한 북유럽 지역에 우울증 환자가 많고, 겨울철에 출산한 산모에게서 산후우울증 발병률이 높다고 하지요. 햇빛은 감정과 행동을 조절하는 주요 신경전달물질인 세로토닌(Serotonin)의 분비를 증가시키고 멜라토닌 분비를 억제하면서 우울감을 감소시키는 명약입니다.

나만 우울하지 않습니다. 우울의 감정은 죄악도, 부끄러운 것도 아닌 누구나 경험하는 자연스러운 감정의 하나입니다. "나 우울해"라고 소리 내어 이야기하는 것만으로도 우울감의 반은 덜어 낼 수 있습니다. '토킹 테라피(talking therapy)', 즉 '수다로 푸는 것'이 가벼운 우울증을 치료하는 매우 효과적인 해법입니다. '부러움 유발자' H의 우울이나 H를 부러워하던 저의 우울도 수다 끝에 "우리 다 비슷하구나" 하는 깨달음으로 해소되었으니까요. 우울해하는 친구가 곁에 있다면 "힘내!"라는 말보다 "힘들겠구나"라고 이야기해 주세요. 해결책을 제시하지 못해도 그저 온 마음을 모아 들어주는 것만으로도 든든한 힘이 될 수 있습니다.

이런저런 방법으로도 해결하기 어렵다면 언제든 주변에 도움을 요청하세요. 치료를 두려워하지 마세요. 우울은 절대 부끄러운 일이 아니니까요. 우울은 그저 '마음이 너무 힘들다'는 내면의 외침입니다. 내 마음의 소리에 귀를 기울이며 잘 보듬어 주세요. 몸과 마음을 건강하게 단단히 추스른다면 불현듯 다가온 우울의 강을 현명하게 건널 수 있을 겁니다.

우리를 아프게 하는 것들

스트레스성 위염, 복통, 설사, 두통, 불면, 폭식, 월경불순……. 스트레스와 관련된 질환들의 이름을 하나하나 열거하자면 끝이 없습니다. 일상의 자잘한 증상들뿐만 아닙니다. 생명을 위협하는 암, 심장병, 뇌혈관 질환 등의 발병인자들을 살펴봐도 스트레스는 빠지지 않습니다. 스트레스를 많이 받을수록 병에 걸리기 쉽고 같은 질병에 걸리더라도 스트레스를 많이 받는 사람들의 사망률이 높다는 연구 결과는 이제는 별로 새롭지도 않은 정보가 되었습니다. 뿐만 아닙니다. 원인 모르게 몸이 여기저기 아플 때면 병원에서도, 환자 스스로도 '스트레스성'이라는 진단을 제일 먼저 내리지요. 저 역시 진료실에서 환자를 만날 때마다 "마음을 편히 가지세요. 스트레스 받지 마시고요"라는 말을 빼놓지 않고 합니다. 하지만 조금만 생각해 보면 이 당연한 말들이 공허하게 느껴지기도 합니다. 스트레스를 받고 싶어서 받는 사람이 누가 있겠어요.

스트레스는 어제 오늘의 일만은 아닙니다. 석기시대 인류의 조상들도 스트레스를 받았습니다. 사냥이나 채집으로 먹을거리를 마련하던 시절, 평원을 지나다가 갑자기 호랑이, 사자, 물소 등 맹수를 만나는 일이 종종 있었으니까요. 아무 대비 없이 생명을 위협하는 천적을 만나면 가슴이 두근거리며 진땀이 나고, 온몸의 털이 바짝 서는 긴장감을 느낍니다. '싸울 것이냐, 도망칠 것이냐(fight-or-flight)'를 결정짓는 그 짧은 순간 몸에서는 대사가 빨라지고 스트레스호르몬이 급격하게 상승합니다. 결정적인 한 방을 날릴 준비를 하면서요. 위기의 순간이 지나고 나면 다행히도 몸은 언제 그랬냐는 듯이 다시 평온을 찾습니다. 비상사태를 준비하던 인체의 대사 기능도 평상시처럼 돌아오지요. 문제는 지속적인 스트레스입니다. 고대 인류의 조상들이 어쩌다 한 번 이런 스트레스를 겪었다면, 현대인들은 일상이 스트레스입니다. 끊임없는 경쟁, 낙오될지 모른다는 불안감, 갈등과 긴장의 연속으로 일상 곳곳에 '맹수'가 도사리고 있습니다. 부딪치기도 역부족이고 피하기도 어려운 진퇴양난의 상황이 계속되지요. 특히 현대인이 경험하는 스트레스는 사회적 환경과 밀접한 관련이 있습니다. 인간은 사회적 존재이기에 자신을 둘러싼 환경에서 자유로울 수 없으니까요. 최근 학계에서는 '심리적(psychological)'이라는 말 대신 '심리사회적(psychosocial)' 스트레스라는 용어를 많이 씁니다. 대부분의 스트레스는 마음이 약해서가 아니라 내가 맺고 있는 사회적 관계 속에서 발생하기에 '심리사회적'이라는 말이 더 적확한 표현이기도 합니다.

 그렇다면 우리를 아프게 하는 사회적 환경은 무엇일까요? 수많은 연구가 가난한 사람들이 더 많이 아프고 더 일찍 죽는다고 뚜렷한 통계 수치를 통해 보여 줍니다. 단지 가난한 사람들이 못 먹고 못 입고, 술이나 담배 등 위험인자에 많이 노출되어서 그런 것만은 아닙니다. 스코틀랜드의 보건학자로 기사 작위를 받은 해리 번스 경(Sir Harry Burns)은 가난은 인체의 생리작용을 바꾸는 강력한 작용을 하여 실제로 분자 레벨에서 신경내분비계 대사를 바꾸고 질병에 대항하는 힘을 떨어뜨린다며 '빈곤의 생물학(the biology of poverty)'을 주장합니다. 스코틀랜드의 중심도시 글래스고 극빈층 남성의 평균수명은 약 54세로 잘사는 대영제국의 건강통계라 믿기 어려울 정도로 낮습니다. 번스 경은 1950~1960년대 이후 도시를 중심으로 한 공동체의 붕괴, 고립되고 파편화된 도시 빈곤의 문제가 건강 악화의 주 원인이라고 설명합니다.

 한편 『평등해야 건강하다(The impact of inequality)』의 저자이자 의료사회학자인 리처드 윌킨슨은 가난보다 더 위험한 것이 불평등이라고 강조합니다. 굶주림에 허덕이는 절대빈곤을 벗어난 많은 나라에서는 더 이상 1인당 국내총생산과 같은 경제지수가 국민들의 건강 수준을 대변하지 않습니다. 그보다 건강에 더 치명적인 영향을 주는 것은 남들과 비교하면서 느끼는 '상대적 빈곤감'이지요. 단적인 예를 들면 부자 나라 미국 내에서 상대적으로 가난과 차별에 시달리는 흑인들은 평범한 코스타리카 남성들보다 실질소득은 4배 높지만 수명은 9년이나 짧습니다.

경제적 불평등만이 건강을 해치는 것은 아닙니다. 사회적 지위가 다르면 위계 서열이 생기고, 이렇게 만들어진 불평등한 권력 구조도 건강 불평등을 가져옵니다. 영국 공무원을 대상으로 한 대규모 연구에서도 말단 공무원들이 심장병으로 사망하는 비율이 고위 관료들보다 4배가량이나 높았습니다.

그렇다면 불평등은 어떻게 건강을 해칠까요? 캐럴 시벌리(Carol A. Shiverly)의 짧은꼬리원숭이 연구에서 힌트를 찾을 수 있습니다. 시벌리 박사는 이미 무리를 이루고 있는 원숭이들의 서식지를 재배치하여 서열이 달라지도록 사회적 환경을 조작했습니다. 모든 원숭이들에게 차별 없이 똑같은 음식을 주고 물질적 환경은 동등하게 만들었지만 서열만 바꾼 것이죠. 어떤 원숭이들은 서열이 높은 원숭이 무리 속에 들어가 이전보다 서열이 낮아지기도 했고, 어떤 원숭이들은 새로운 무리에서 오히려 서열이 높아지기도 했습니다. 그 결과 서열이 낮아진 원숭이들은 스트레스호르몬인 코르티솔 분비가 빠르게 증가하면서 심혈관 질환이 5배나 많이 발생했습니다. 하위 계층에서 느끼는 자기 통제권 저하, 상대적 박탈감과 모멸감 등이 건강에 영향을 미친 것이죠. '사회적 동물'인 사람의 경우도 크게 다르지 않을 겁니다.

고용불안의 시대도 우리를 아프게 합니다. "해고는 살인이다"라는 구호는 과장이 아닙니다. 쌍용자동차 해직자 중 28명이 자살 또는 질병으로 목숨을 잃었습니다. 고려대학교 김승섭 교수 연구팀은 일반 자동차공장 노동자의 2.5퍼센트가 '건강이 나쁘다'고 느끼는 반면, 쌍용차 해고노동자의 39.5퍼센트가 자신의 건강을 부정적으로 평가했다고 보고했습니다. 우울 및 불안장애를 호소하는 경우도 75.2퍼센트로 일반 자동차공장 노동자(1.6퍼센트)와 비교할 수 없이 높은 수준이었습니다. 그런데 세계 어디서나 '해고가 살인'인 것은 아닙니다. 유럽의 여러 나라 실업률과 자살률의 상관관계를 비교한 연구를 보면 해고자를 위한 적극적인 경제적 지원, 재취업 프로그램을 운영하고 있는 북유럽 국가에서는 경제위기 이후 실업률은 높아졌지만 자살률은 오히려 꾸준히 감소하고 있습니다. 해고자들의 건강을 지키고 벼랑 끝에서 희망의 꽃을 피울 수 있는 최소한의 장치는 바로 '복지'였던 것이지요.

구성원 모두가 차별 없이 존중받고, 어려울 때 내 손을 잡아 줄 누군가가 있을 거라는 든든한 믿음이 살아 있는 사회라야 건강할 수 있습니다. 그런 사회는 유토피아라고요? 아닙니다. 제가 어렸을 때, 그러니까 한창 유행했던 드라마 〈응답하라 1988〉 시절만 해도 우리는 그렇게 살았습니다. 골목길에서 뛰어놀며 이집 저집 다니고, 맛있는 음식이 있으면 함께 나누고, 이웃의 어려운 일을 내 일처럼 도우면서 살았죠. 지금보다 경제적으로는 가난했을지라도 마음만은 풍요롭게 '마을', 거창하게 말하면 '공동체' 안에서 따뜻한 일상을 꾸렸습니다. 그런 공동체가 우리를 건강하게 한다는 사실을 알고 있나요? 공동체가 건강에 미치는 긍정적 효과는 미국 펜실베이니아 주의 이탈리아 공동체 로세토(Roseto) 연구에서도 잘 나타납니다. 공동체 안에서 참여 관찰을 진행한 연구자는 로세토의 풍경을 이렇게 그리고 있습니다.

로세토에는 부자와 가난한 사람을 옷차림과 행동만으로 분간해 내는 것이 극히 어려웠다. 주택이나 자가용과 같은 살림살이들은 매우 단출했고 신기하게도 비슷했다. (중략) 로세토에는 이웃에게 거들먹거리며 허세를 부리는 분위기는 발견할 수 없었다.
－『평등해야 건강하다』(리처드 G. 윌킨슨 외, 후마니타스, 2008)

가난한 이민자들의 공동체 로세토 사람들이 같이 모여 살면서 이탈리아어를 사용하고 그들의 문화를 지키던 시절에는 다른 지역 사람들보다 건강 수준이 월등히 높았습니다. 공동체의 강한 결속이 건강을 향상시킬 수 있다는 것을 보여 주는 대표적인 사례지요. 그런데 시간이 지나면서 로세토 지역에서도 후손들이 영어를 사용하기 시작하고 미국 사회에 편입되어 가자 지역의 건강은 오히려 악화됐습니다. 심장병으로 인한 사망률이 급속히 증가했지요. 주류사회에서 느끼는 불평등,

상대적 박탈감 같은 심리사회적 요인이 같은 유전인자를 갖고 있는 로세토 사람들의 건강에 다른 생물학적 작용을 일으킨 것으로 추측할 수 있습니다.

친화적 인간관계는 면역력도 높입니다. 스트레스 연구학자인 셸던 코언(Sheldon Cohen)은 건강한 지원자를 다섯 종류의 감기 바이러스에 노출시킨 뒤 어떤 사람이 감기에 쉽게 걸리는지 알아보는 실험을 했습니다. 놀랍게도 사회적 연결망이 좁은 사람들이 친분관계가 넓은 사람들에 비해 감기에 걸리는 비율이 4배 이상이나 높았습니다.

'술과 담배 끊기', '규칙적으로 운동하기', '스트레스 줄이기' 등 건강하게 살기 원하는 현대인들에게 요구되는 생활 수칙은 셀 수 없이 많습니다. 그러나 개인의 노력이 강조될수록 질병의 책임도 개인 탓이 되기 쉽지요. 하지만 그보다 더 중요한 것은 건강하게 살아갈 수 있는 '사회적 환경'입니다. 곳곳에 맹수가 도사리고 있고 도처에 웅덩이가 널려 있는 사회에서 '알아서 조심하라'는 경고는 공허한 메아리에 불과합니다. 국가가 나서서 국민의 안전한 울타리가 되어 주는 사회, 차별 없이 서로 돕는 사회, 서로 존중하고 신뢰하는 사회에서 우리는 심리사회적 스트레스를 줄이면서 나만의 건강이 아닌 우리 모두의 건강을 지킬 수 있습니다.

건강 적금

저녁 무렵 딸아이의 휴대전화로 외할머니, 그러니까 저희 엄마가 빛바랜 사진 한 장을 보냈습니다. "봐라. 네 엄마 어렸을 때 사진이야. 너랑 똑같지?"라는 문자와 함께요. 사진 속에는 오랜만에 외출에 나섰는지 잔뜩 멋을 낸 모녀의 모습이 담겨 있었습니다.

"우아, 엄마다! 신기하네. 우리 엄마도 이렇게 어렸던 적이 있다니!"

딸이 자기랑 똑 닮은 어린 시절의 제 모습을 보며 놀라워 하는 동안 저의 눈은 지금의 저보다 더 어린, 곱디고운 엄마에게 오랫동안 머물렀습니다. '그래, 엄마에게도 이렇게 젊은 시절이 있었지.' 하나 마나 한 말, 이 당연한 사실이 여든을 앞둔, 구부정하고 주름 가득한 지금의 엄마 모습과 겹치면서 마음이 먹먹해졌습니다. 엄마의 모습에서 나의 미래를 보며 '젊다고 재지 말자'는 겸허한 마음이 들기도 했지요.

사실 그렇게 젊은 것도 아니죠. 마흔 중반을 넘으면서 '아, 나도 이제 정말 나이가 드는구나' 하는 순간을 일상 곳곳에서 자주 마주치고 있으니까요. 드라마 〈응답하라 1988〉을 보면서도 덕선이, 정환이, 택이, 선우 같은 파릇파릇한 청춘들보다 골목길 평상에 마주 앉아 수다 떠는 엄마들의 이야기가 더 귀에 들어오고, 〈디어 마이 프렌즈〉 속 고현정과 조인성의 달콤한 사랑 이야기보다 인생의 산전수전을 함께 겪은 노년의 우정에 더 가슴 뭉클한 걸 보면 저도 분명히 나이를 먹었습니다. 무엇보다 나이를 실감하는 건 건강이 대화의 중요한 주제로 떠오르기 시작했다는 사실이죠. "왜 즐겁고 재미있는 이야기 다 놔두고 만나면 맨날 아프다는 이야기만 할까?" 정말 이유를 알 수 없어 궁금하기도 하고 내심 노인들의 건강 염려증이 못마땅했던 시절이 있었는데, 이제 친구들을 만나면 우리도 어느새 서로의 건강부터 묻기 시작합니다. 예전 같지 않은 체력을 한탄하며 몸에 좋은 거 없나 정보를 나누기도 하지요.

그런데 이런 유난이 꼭 부끄러운 일은 아닙니다. 평균 수명 100세를 눈앞에 둔 '호모 헌드레드(Homo Hundred)'의 시대. 노화 없는 장수를 바라는 건 모순된 욕망이고 과욕이겠지만, 적어도 민폐는 끼치지 말아야겠다는 작은 소망 하나는 늘 품고 있습니다. 그러려면 중년부터 노후를 대비해야 합니다. 아무리 '마음만은 청춘'이라고 우겨도 건강하지 않은 몸으로 행복한 노년을 기대하기는 어려우니까요. 65세가 넘어가면 평균 3.34개의 만성질환을 몸에 달고 살면서 일곱 가지 이상의 약물을 복용한다고 합니다. 두툼한 약 봉투를 움켜쥐고 아픈 채로 오래 버티는 삶은 별로 살고 싶지는 않다는 생각, 저만의 바람은 아닐 겁니다.

한때는 노화를 방지한다는 '안티 에이징(anti-aging)'이 의료계의 블루오션이자 유행이었지만 사실 자연의 섭리인 노화를 억지로 막을 수는 없습니다. 노화와 싸우기보다 건강하게 잘 늙어 가는 '웰에이징(well-aging)'이 더 중요합니다. 노년의 몸은 세월의 흔적과 무게를 담고 있어서 어느 날 갑자기 새 옷을 갈아입듯 건강해질 수 없으니 기운 있을 때 미리미리 체력 관리를 해야 합니다. 특히 여성들은 뼈와 근육을 튼튼히 하는 데 힘써야 합니다. 완경 이후에는 여성호르몬이 부족해지니 골다공증이 급속도로 진행되고, 슬픈 일이지만 민첩성과 반사신경이 무뎌져 자칫 잘못하면 넘어져서 뼈가 부러지기 쉽거든요. 넘어지면서 바닥을 짚어 손목이 부러지면 그래도 '불행 중 다행'이지만, 평소에 약한 척추가 주저앉는 압박골절이나 고관절골절이라도 생기면 큰일입니다. 통증도 통증이지만 꼼짝 않고 누워 있어야 하니 합병증이 오기 쉽고 이렇게 생긴 혈전이나 폐렴은 노인의 골절 후 사망을 일으키는 위험요인 1순위이니까요.

근육과 뼈 건강을 지키는 가장 효과적인 방법은 규칙적인 운동입니다. 특히 칼슘의 흡수를 도와서 뼈를 튼튼하게 만들어 주는 비타민D는 햇빛을 통해 피부에서 합성되므로 걷기, 조깅, 자전거 타기, 등산 등 야

외운동을 하면 효과가 훨씬 좋습니다. 유제품, 두부, 콩, 견과류, 멸치, 미역, 다시마 등 칼슘이 풍부한 음식을 일부러라도 더 챙겨 먹고 골다공증을 악화시키는 커피, 술, 담배는 조금 줄이세요.

피를 맑게 하고 혈액순환이 잘 되도록 평소 몸 관리를 하는 것도 건강수명을 늘리는 데 중요합니다. 나이 들면서 제일 걱정되는 것이 중풍과 치매죠? 중풍과 치매는 주먹을 불끈 쥐며 "혼자서도 잘할 수 있어!" 하는 의지를 꺾으며 노후의 독립적인 생활을 어렵게 만듭니다. 뇌혈관이 터지거나 막혀서 발생하는 중풍이나 중풍 후유증으로 오는 혈관성 치매는 평소 피가 탁하고 혈액순환이 안 되는 사람에게서 쉽게 발병합니다. 원래 여성은 남성에 비해 심혈관 질환이 덜 발생하는 편입니다. 하지만 완경 이후에는 호르몬의 변화로 발병률이 갑자기 높아지니 평소 혈압이나 혈당 관리, 적정 체중 유지, 스트레스 조절에 각별한 주의를 기울여야 합니다.

아프지 말고 건강하게, 자식들에게 짐이 되지 않겠다는 바람으로 건강검진도 받고 약도 열심히 챙겨 먹고, 거기다 건강보조식품까지 한 움큼씩 먹지만, 검진과 치료에도 '다다익선'이 아니라 '적절함'이 중요합니다. 미국 질병예방 TF팀에서는 이전에 규칙적으로 검진을 했고 자궁경부암 고위험군이 아니라면 65세 이상에서는 더 이상 자궁경부암 검사가 필요없다는 가이드라인을 발표했습니다. 65세에 측정한 골밀도가 정상 범위에 있다면 이후 15년간 골다공증이 발생할 확률이 10퍼센트 미만이니 굳이 자주 검사할 필요가 없다는 연구 결과가 『뉴잉글랜드의학저널』에 발표되기도 했지요. 잦은 검사가 오히려 의료비 낭비와 골다공증 약물 과도 처방으로 이어질 수 있으니까요.

관절이 쑤실 때마다 약국에서 쉽게 살 수 있는 '비스테로이드성 소염제'는 65세 이상의 혈전용해제를 복용하는 노인이나 75세 이상의 일반 노인들이 복용할 경우 위장관 출혈 위험이 높으니 주의해야 합니다. 진정제나 항우울제로 사용하는 약물도 노인이 복용하면 정신이 흐려지고 말이 어눌해지거나 낙상의 위험이 높아지니 전문가와 상의해 신중하게 복용을 결정해야 합니다. 심장병 예방을 위해 복용하는 아스피린도 80세 이상에서는 득보다 실이 많으니 주의가 필요하지요.

질병을 예방하기 위해 가장 흔히 복용하는 비타민제도 기대와는 달리 암 예방 등의 효과는 거의 없다는 것이 지금까지 발표된 여러 연구의 결론입니다. 오히려 과도한 양의 지용성 비타민을 섭취하면 대사되지 않고 남은 성분이 몸에 축적되어 건강에 해로울 수 있습니다. 젊은 사람들에 비해 신 기능과 간 기능이 약한 노인은 더 위험합니다. 비타민제에 대한 맹신이 건강을 해칠 수 있다는 재미있는 연구 결과가 있기도 하죠. 실험군을 두 그룹으로 나누어 모두 가짜 약을 주고 한 그룹에게는 이 약이 몸에 좋은 비타민제라고 설명했습니다. 그랬더니 비타민제라고 믿고 약을 먹은 사람들은 약 때문에 병에 걸리지 않을 거라는 확신으로 오히려 운동을 안 하고 담배를 많이 피는 경향이 나타났습니다. 건강보조제를 맹신하고 이에 의존한 결과입니다.

비타민만큼이나 많이 먹는 오메가-3 또한 음식을 통해 섭취한 여성들에게서는 암을 유발하는 용종의 발생이 감소했지만, 오메가-3 보조제를 먹은 경우에는 이렇다 할 암 예방 효과가 없었습니다. 특정 성분만을 추출하거나 합성한 건강보조제를 먹기보다는 음식을 통해 영양분을 섭취하는 것이 건강에 훨씬 도움이 됩니다. 오장육부를 움직이는 중요한 에너지원이 되는 음식은 단지 구성된 '성분'의 총합이 아니라 고유의 기운과 맛, 즉 '기미(氣味)'를 통해 땅의 기운과 하늘의 기운을 우리 몸에 전하니까요.

한약도 주의가 필요합니다. '누가 먹었는데 좋다더라' 하는 '카더라' 통신만 믿고 아무 약이나 먹었다가는 보약이 순식간에 독약으로 변할 수 있습니다. 한의사에게 자세한 진료를 받아 체질을 파악하고, 어느 장부의 기능이 약하고 어느 장부의 기혈 소통이 방해를 받고 있는지 정확히 알고 나서 처방을 받아야 비로소 건강을 돕는 보약이 됩니다.

'10억 노후 자금'이 아니라 '건강한 몸'이 든든한 노년을 책임집니다. 그러려면 지금부터 적금 붓듯이 건강관리를 시작해야 합니다. 벌써 중년이라 늦었다고요? 지금 이 순간이 나에게는 가장 젊은 청춘입니다. 내일은 또 하루만큼 나이를 먹는 거잖아요. 맛있는 음식보다 좋은 음식을 먹고 따뜻한 햇빛 아래에서 몸을 움직여 보세요. "세월에 장사 없다"지만 기본기가 튼튼하면 세월의 무게도 훨씬 가뿐할 겁니다.

자연스럽게 당당하게

세상에 태어난 이상 죽음은 모든 인간에게 예정되어 있습니다. 불멸을 꿈꾸며 피라미드를 짓던 이집트의 파라오들이나 방방곡곡 사람을 보내 불로장생의 약을 찾던 진시황제도 결코 피할 수 없었던 삶의 종착지가 죽음입니다. 경험 삼아 한 번 죽어 볼 수도 없고 죽은 자는 말이 없으니 간접경험도 불가능하죠. 이 가늠할 수 없는 무지가 죽음에 대한 두려움과 공포를 확장시킵니다. 게다가 죽음을 입에 올리는 것만으로도 '재수 없다'고 여기는 사회적 터부도 이런 부정적 감정을 증폭시키죠. 우리에게 죽음은 껄끄러운 대화 주제이고 암묵적인 금기어입니다. 하지만 피할 수 없다면 대비해야 합니다. 이제 슬슬 아툴 가완디(Atul Gawande)의 책 제목처럼 '어떻게 죽을 것인가(Being Mortal)'를 생각해 봐야 합니다. '어떻게 죽을 것인가' 하는 고민은 곧 '어떻게 잘 살 것인가'와 맞닿아 있으니까요.

'말년을 누구와 어디서 어떻게 살 것인가' 하는 문제는 노후를 준비할 때 가장 중요하게 고려하는 주제입니다. 전통사회에서는 물어볼 것도 없이 당연히 '가족과 함께'였지요. 대가족이 함께 살기 때문에 나이 들어 거동이 어렵더라도 옆에서 도울 사람은 항상 충분했습니다. 비록 몸은 쇠약하고 경제적 활동을 못하더라도 노인에게는 여전히 전통과 지식, 지혜를 전하는 역할이 있었고 젊은 세대는 이를 존중했습니다. 하지만 근대가 되면서 사정은 달라졌습니다. 빠르게 변하는 정보지식 사회에서 노인이 전하는 경험이나 정보는 금방 쓸모없는 구닥다리가 돼 버리고 우리 곁에는 늘 최신버전을 업데이트해 주는 구글이 있으니까요. 많아야 하나둘인 자식에게 부모 봉양을 맡길 수도 없습니다. 게다가 지금의 중년은 폐 끼치는 걸 싫어하고 '내 인생은 나의 것'이라 외치며 독립적인 삶을 중시하는 세대입니다. 나이 들어서는 자식보다 친구가 아닐까요?

아이들을 함께 키우자고 모인 도시 속 공동체 성미산마을에서도 아이들이 자라 부모 품을 떠나기 시작하자 여기저기서 친구들과 함께 살아갈 노후를 작당하는 움직임들이 보입니다. 일부는 평창으로 떠나 마을을 만들었고, 또 다른 일부는 서울 근교에 함께 집 짓고 살 땅을 알아보고 있습니다. 북적북적한 도시를 떠나 자연 속에서 보내는 은퇴 후 시간. 그렇지만 혼자는 너무 외롭고 따분하니 함께 놀고 의지하며 노후를 보낼 친구를 찾는 것이죠.

건강을 위해서라도 친구와 함께 노후를 보내겠다는 결정은 바람직합니다. 매달 정기적으로 만나고 연락하는 친구가 많을수록 진통 효과가 높은 엔도르핀의 대뇌 분비가 증가하면서 통증을 견디는 힘이 강해진다는 연구 결과도 있습니다. 만성통증에 시달리기 쉬운 노후에 반가운 일이죠. 은퇴 뒤에 참여하는 독서, 스포츠, 종교 모임 등 사회적 활동이 하나씩 줄어들 때마다 삶의 질이 약 10퍼센트 감소하고 조기사망률 또한 증가한다는 연구 결과가 『영국의학저널』에 발표되기도 했습니다.

하지만 친구들과 노닥거리며 사는 것도 어느 정도 기운이 있을 때나 가능합니다. 끝까지 남의 도움을 받지 않고 독립적인 삶을 살고 싶은 마음이야 굴뚝같지만 몸과 마음이 이를 허락하지 않는 순간이 오기 마련입니다. 『어떻게 죽을 것인가』에서는 내 집으로 대표되는 독립주거시설과 요양원의 중간 단계쯤이면서 자유와 자율성을 잃지 않은 채 필요할 때 돌봄을 받을 수 있는 '어시스티드 리빙(assisted living)'을 소개하고 있습니다. 환자로서 병원에서 감시와 통제 속에 생의 마지막 시간을 보내는 대신 안전시설이 갖춰진 독립적인 집에 살면서 내 삶에 보호자를 들이는 대안적 주거방식이지요. 우울할 때 마음대로 신나는 음악을 틀어 놓기도 하고 나른한 오후에는 반려동물과 함께 안락의자에 앉아 꾸벅꾸벅 졸기도 하는 삶. 이웃집에 마실을 가고 싶으면 주거 단지 내에 상주하고 있는 간호사에게 도움을 청하면 됩니다. 아무 생각 없이 노후가 닥치면 암담하지만 내가 꿈꾸는 노년 생활을 상상하다 보면 힘 있을 때 좀 더 준비할 수 있습니다. 사생활이 보장되는 자율적인 삶을 무엇보다 중시하는 저처럼 깐깐한 중년들과 함께 '노인에게 필요한 행복하고 안전한 주거 공간'에 대한 사회적 논의를 시작해야 하지 않을까요?

도움을 받으면서 살 수 있는 시간조차 지나 버리고 나면 이제 정말 죽음을 준비해야 합니다. 유종의 미를 거두고 싶은 마음은 누구에게나 있습니다. 예전에는 많은 사람들이 집에서 죽음을 맞았습니다. 동네 골목에 노란 장의사 등이 켜지면 '누구네 집 할머니가 돌아가셨나 보다' 알아채곤 했지요. 그런데 이제 생로병사의 모든 과정이 급속도로 '의료화'되고 있습니다. 고립되고 격리된 병실에서 질병과 싸우면서 고독하게 생의 마지막을 보내고, 내 몸은 산소호흡기, 혈액투석기, 각종 튜브에 연결되어 있어 죽음의 강조차 쉽게 건너기 어렵습니다. 심박동의 정지를 죽음으로 인정하는데, 치료하지 못하는 질병인데도 심장만은 뛰게 하는 기술이 너무 발달했지요. '혹시나' 하는 희망의 대가는 환자에게도, 가족들에게도 너무 큽니다. 죽음이 임박했을 때 심폐소생술이나 인공호흡 등 연명치료를 받은 경우에 그런 인위적 개입을 받지 않은 사람들보다 마지막 일주일 동안 경험한 삶의 질이 훨씬 나빴고, 환자를 돌보았던 가족들이 우울증을 겪을 위험도 3배나 높았다는 연구 결과도 있습니다. 최선을 다했다는 마음의 위안치고는 어마어마한 비용의 의료비 지출도 무시할 수 없지요.

우리나라에서도 '웰 다잉(well dying) 법'이라고 불리는 연명의료법이 국회를 통과하여 2018년부터 시행될 예정입니다. 사전연명의료의향서를 작성하거나 가족에게 미리 생각을 전달해 놓으면 죽음에 임박했을 때 의미 없는 단순 의료행위를 중단하는 '존엄사'를 스스로 선택할 수 있게 된 것이죠.

영국에서 만난 제라드 할아버지는 매주 동네에 있는 호스피스 시설에 자원봉사를 나갔습니다. 햇볕이 잘 드는 방에 누워 예쁜 꽃이 핀 정원을 바라보며 사랑하는 사람들과 살아왔던 삶을 돌아보고 추억하며 마지막 인사를 나누는, 가장 평화롭고 호사스럽게 생애 마지막 시간을 보낼 수 있는 호스피스 케어의 장점을 이야기하며 본인도 그렇게 세상과 이별하고 싶다며 허허 웃었습니다.

제가 닮고 싶은 죽음은 에세이 『죽는 게 뭐라고(死ぬ氣まんまん)』와 영화 〈엔딩노트(Ending Note)〉에 담겨 있습니다. 『죽는 게 뭐라고』는 일본의 동화작가 사노 요코(佐野洋子)가 시한부 선고를 받고 난 뒤 자신의 생활을 기록한 수필입니다. 죽음을 대하는 작가의 담담한 감정이 고스란히 담겨 있지요. 암 선고를 받고 나서 돌아오는 길에 평소 꿈에 그리던 재규어를 사고, 앞으로 2년 남았다고 해서 호스피스 비용만 빼고 다 써

버렸는데 왜 아직도 살아 있냐고 의사에게 따지던 그녀는 "죽는 건 자연스러운 일입니다. 모두 사이좋게 기운차게 죽읍시다"라고 힘차게 외칩니다. 멋지지 않나요? 막상 이런 일이 내게 닥치면 놀라고 마음이 약해져 어떻게 행동할지 장담할 수 없지만 할 수만 있다면 이렇게 쿨하고 당당한 태도로 죽음을 맞고 싶습니다.

〈엔딩노트〉는 딸이 아빠의 죽음을 기록한 다큐멘터리입니다. 평생을 성실한 회사원으로 살아온 아빠가 어느 날 말기 암 판정을 받으면서 영화는 시작됩니다. 아빠는 엔딩노트에 '가족과 함께 즐거운 시간 보내기', '평생 한 번도 안 해 본 야당에 투표하기', '신을 한번 믿어 보기' 같은 버킷리스트를 적어 놓고 하나씩 실천해 갑니다. 죽음이 임박해 왔다고 느끼자 아빠는 꼼꼼하게 자신의 장례식을 준비합니다. 장례식장을 예약하고 장례식에 초대할 지인들의 명단을 작성하고 "어머니, 제가 먼저 갈 것 같아요"라며 늙은 어머니께 전화를 드리지요. 모든 준비를 다 마친 뒤 아빠는 편안하게 눈을 감습니다.

어떻게 죽을 것인가를 생각하다 보면 어떻게 살아야 할지가 보입니다. 지금 이 순간이 모여 죽음으로 가는 여정이 되고 죽음은 삶의 매듭이기도 합니다. 사는 동안 죽음을 자주 이야기하고 상상할 때 내가 원하는 죽음을 맞을 수 있습니다. 저는 햇볕 잘 드는 창가, 가장 편하고 익숙한 공간에서 생의 마지막 순간을 맞고 싶습니다. '이만하면 잘 살았다' 안도하며 사랑하는 사람들과 작별할 수 있으면 좋겠어요. 장례식에서는 그동안 기록한 삶의 여정들이 소박하게 나눠지면 좋겠습니다. 나를 기억하는 사람들이 모여 도란도란 추억을 이야기할 수 있게 말이죠. 모든 것이 끝나면 땅으로 돌아가 평소 좋아하던 햇빛을 듬뿍 받으며 작은 나무 한 그루 키울 수 있으면 좋겠습니다. 그것으로 족합니다.

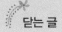
닫는 글

여성으로 당당하고 건강하게

한의사가 되면서 '닥터페미니스트(drfeminist)'라는 온라인 이름을 사용하기 시작했습니다. 여성으로 태어나 여성으로 살았고, 여성의 몸과 마음, 사회적 건강을 살피는 한의사가 되겠다는 다짐으로 선택한 저의 아이덴티티였지요. '자궁(womb)'을 한의원 이름으로 정하고 지금은 사라진 페미니스트 저널 『이프(IF)』 지면에 개원을 알렸던 30대의 저는 참 용감했습니다. 그런데 시간이 지나면서, 굳이 정체성을 숨기는 건 아니지만 그렇다고 확실히 드러내기도 주저하게 되는 어정쩡한 상태가 지속되었습니다. 여성학을 제대로 공부한 것도 아니고, 게다가 나처럼 물렁하고 세속적인 날라리가 괜히 '여성주의'라는 이름에 누를 끼치는 건 아닐까 하는 쭈뼛한 마음이 첫 번째 변명이라면, '페미니스트'라는 이름에 덧씌워진 부정적인 사회적 편견과 무게에서 자유롭지 못했던 것도 사실입니다. 그렇게 강산은 두 번이나 변했지만 세상은 크게 달라지지 않아 다시 페미니스트 논란이 뜨겁습니다. 치마만다 응고지 아디치에(Chimamanda Ngozi Adichie)는 "우리는 모두 페미니스트가 되어야 합니다(We should all be feminists)"라는 제목의 TED 연설에서 "모든 성별이 사회적, 정치적, 경제적으로 평등하다고 믿는 사람"을 페미니스트 라고 정의합니다. 저 역시 누구든 타고난 성별 때문에 차별받지 않아야 한다고 생각하며, 나아가 성 평등한 사회에서 여성도 육체적, 정신적, 사회적으로 온전히 건강할 수 있다고 믿습니다. 그렇다면 저, 이리저리 흔들려도 페미니스트 한의사 맞습니다. 그 마음으로 이 책을 썼습니다.

규칙적으로 너무 힘들지 않게 월경하고, 원할 때 아이를 낳고 원하지 않으면 피임하고, 갱년기라고 주눅 들지 않으며, 씩씩하게 나이 들고 아픈 데 없이 건강하게 살고 싶은 마음. 모든 여성들의 바람이지만 어떻게 해야 할지 잘 모를 때가 많습니다. 이것도 좋다 하고, 저것도 좋다 하는 정보의 홍수 속에서 오히려 길을 잃기가 쉽지요. 한의사로 공부해 온 전통 의학의 지혜, 근거중심의학(evidence-based medicine)을 기반으로 세계 곳곳에서 발표되는 최신 연구 그리고 영국에서 공부했던 인류학적 지식을 통합하여 나의 몸을 긍정적으로 바라보고 잘 돌보는 방법을 초경을 시작한 나의 딸들과 임신을 준비하는 후배들, 어느새 갱년기를 향해 가는 친구들과 노년의 삶을 꾸려 가는 어머니들과 함께 나누고 싶었습니다. 몸과 마음이 건강하기 위해서는 좋은 음식을 먹고 규칙적으로 운동하며 스스로 돌보고 가꾸는 개인의 노력뿐 아니라 나를 둘러싼 자연과 사회적 환경을 살피는 일을 게을리하지 말아야 한다고, 당신의 아픔이 다 당신 탓만은 아니라는 말을 전하고 싶었습니다.

부족한 글에 넘치는 추천사를 써 주신 조한혜정 선생님께 진심으로 감사드립니다. 여성으로 눈 뜨고 차별에 저항하며 '우정과 환대의 공동체' 속에서 여성들과 함께 삶을 꾸려 갈 수 있는 힘을 갖게 된 것, 모두 선생님 덕분입니다.

사랑하는 두 딸 예린과 채린 그리고 세상의 모든 딸들에게 이 책을 바칩니다. 여성으로 당당하고 건강하게, 뚜벅뚜벅 걸어가는 그들의 발걸음을 응원합니다.

찾아보기